Pelvic Pain and Dysfunction

A Differential Diagnosis Manual

Peter A. Philip, PT, ScD, COMT, PRPC
Director of Philip Physical Therapy, LLC
New Canaan, Connecticut

盆腔疼痛和功能障碍

鉴别诊断

编　著	〔美〕皮特·A.菲利普
主　审	魏丽惠
主　译	孙蓬明
副主译	陈晓军　倪观太

天津出版传媒集团

 天津科技翻译出版有限公司

著作权合同登记号：图字：02-2017-254

图书在版编目（CIP）数据

盆腔疼痛和功能障碍：鉴别诊断/（美）皮特·A.
菲利普（Peter A. Philip）编著；孙蓬明主译 —天
津：天津科技翻译出版有限公司，2020.4
　　书名原文：Pelvic Pain and Dysfunction：A
Differential Diagnosis Manual
　　ISBN 978-7-5433-3982-8

　　Ⅰ．①盆…　Ⅱ．①皮…②孙…　Ⅲ．①女性-骨盆-
骨疾病-鉴别诊断 Ⅳ．①R681.604

中国版本图书馆 CIP 数据核字（2019）第 246618 号

授权单位：Georg Thieme Verlag KG
出　　版：天津科技翻译出版有限公司
出 版 人：刘子媛
地　　址：天津市南开区白堤路 244 号
邮政编码：300192
电　　话：(022)87894896
传　　真：(022)87895650
网　　址：www.tsttpc.com
印　　刷：山东临沂新华印刷物流集团有限责任公司
发　　行：全国新华书店
版本记录：889mm×1194mm　16 开本　8.25 印张　200 千字
　　　　　2020 年 4 月第 1 版　2020 年 4 月第 1 次印刷
　　　　　定价：98.00 元

（如发现印装问题，可与出版社调换）

译者名单

主　　审　魏丽惠　北京大学人民医院

主　　译　孙蓬明　福建医科大学附属福建省妇幼保健院

副 主 译　陈晓军　复旦大学附属妇产科医院
　　　　　倪观太　皖南医学院弋矶山医院

秘　　书　阮冠宇　福建医科大学附属福建省妇幼保健院

译　　者　（按姓氏汉语拼音排序）

安　健　福建医科大学附属福建省妇幼保健院

蔡良知　福建医科大学附属福建省妇幼保健院

陈丽华　福建医科大学附属福建省妇幼保健院

陈丽丽　福建医科大学附属福建省妇幼保健院

陈晓军　复旦大学附属妇产科医院

丁　锦　皖南医学院弋矶山医院

黄梅梅　福建医科大学附属福建省妇幼保健院

黄蔚颐　福建医科大学附属福建省妇幼保健院

李晓伟　北京大学人民医院

林怡婷　福建医科大学附属第一医院

刘贵芬　福建医科大学附属福建省妇幼保健院

倪观太　皖南医学院弋矶山医院

彭　程　中国科学技术大学附属第一医院(安徽省立医院)

阮冠宇　福建医科大学附属福建省妇幼保健院

申　震　中国科学技术大学附属第一医院(安徽省立医院)

孙蓬明　福建医科大学附属福建省妇幼保健院

王　超　复旦大学附属妇产科医院

王凤玫　中国人民解放军联勤保障部队第九〇〇医院

吴桂珠　同济大学附属第一妇婴保健院

张峻霄　西北妇女儿童医院

张巧愉　福建医科大学附属福建省妇幼保健院

作者简介

　　皮特·A.菲利普(Peter A. Philip)是一位物理治疗师、科学博士、正骨手法治疗师以及盆底康复训练医师。他毕业于昆尼皮亚克大学,并分别在 1996 年和 1999 年获得物理治疗专业学士学位及骨科物理治疗专业硕士学位。2011 年,菲利普获得了骨科、骨盆疼痛与教育方向的物理治疗专业博士学位。从 1997 年开始,菲利普博士成为新迦南康涅狄格州菲利普物理治疗所的管理者。虽然他的诊所成立之初只有一辆卡车、一把叩诊锤和一张折叠桌,一周要驾驶 1000 英里(1609km),但是他很高兴自己能够拥有一个办公空间。在治疗骨盆功能障碍、盆腔疼痛和膀胱/直肠功能障碍的患者时,他将每个部位视为一个功能单位,根据疼痛部位的不同,采用不同诊断方法和治疗策略,再从整体的角度推断出引起患者疼痛的部位,同时推断出疼痛产生的原因,以防止疼痛进一步加重。2010 年,菲利普博士经国际整形外科协会(IAOM)认证成为非手术治疗领域的引领者,并注册成为正骨手法治疗师(COMT)。2014 年,他成为全美 18 名获得盆底康复训练师(PRPC)认证的医师之一,是其中在美国东海岸唯一的住院医师/临床医师,也是唯一一位男性医师。

中文版序言

　　盆腔疼痛是女性常见多发病,但以往医生往往视其为一种症状。近年来,受到盆腔疼痛困扰的患者逐渐增多,严重影响了女性健康和生活质量,因此得到了临床医生越来越多的关注。现在,我们已将盆腔疼痛视为一种疾病。盆腔疼痛有急性和慢性之分。慢性盆腔疼痛是妇女最常见的疾病之一。慢性盆腔疼痛的特点是病因复杂,物理检查或是常见的临床相关检测无法有效判断病变来源,有时即使做了腹腔镜检查或开腹探查也未必能找到确切原因,而疼痛程度与病变程度不一定成正比。对于这种疾病,妇科医生处理起来相当棘手。与国际诊疗不同的是,我国在慢性盆腔疼痛的物理治疗方面还略有欠缺。

　　《盆腔疼痛和功能障碍:鉴别诊断》是由菲利普理疗法创始人 Peter A. Philip 博士根据自身丰富的临床经验总结编写,内容全面、图文并茂。本书涉及盆腔疼痛的概念、疼痛评估、疼痛解读、疾病管理以及物理人文治疗等,包含了盆腔疼痛临床诊疗的广泛知识,并引入了新概念、新理念和新进展。书中还特别强调要遵照循证医学理念,并进行规范化诊治。

　　关于盆腔疼痛的著作并不多,本书中文版的问世可谓既是雪中送炭,又是锦上添花。作为实用的盆腔疼痛及功能障碍鉴别诊断译著,这是一本临床医生学习盆腔疼痛规范诊治的参考书,也是提升盆腔疼痛诊疗技术的必备书。相信大家会从该书中进一步认识盆腔疼痛,提高诊治水平!本书的译者来自国内众多高校、医院,都是目前活跃在妇产科研究前沿的中青年医生。感谢孙蓬明教授率领年轻的团队翻译了这部佳作。

　　特为之作序。

北京大学人民医院　妇产科教授

中文版前言

　　《盆腔疼痛和功能障碍:鉴别诊断》由菲利普理疗法创始人 Peter A. Philip 博士所著。本书内容丰富,涵盖了与盆腔疼痛发生、发展、诊断、评估、治疗及处理等方面相关的多学科知识,包括解剖学、病理学、心理学、神经病学、人体运动学、性科学及内分泌学等方面的内容,图像清晰、精美。全书共分 6 个部分,囊括盆腔疼痛的介绍、一般概念、疼痛评估、疼痛解读、疾病管理以及治疗等盆腔疼痛临床诊疗的相关内容。

　　本书是一部难得的、全面的盆腔疼痛培训和医师日常临床应用的优秀指导工具书。本书中文版的发行对提高我国相关人员对盆腔疼痛诊治的认识,推动盆腔疼痛诊治的规范化,特别是正确评估盆腔疼痛,将会起到积极的作用。

　　为了能将此书尽快呈现给读者,我们组织了国内相关专业领域的专家学者和出版社的编辑们一起完成版权引进、翻译、审校和出版工作。感谢大家为此付出的辛苦工作。为了保证该书中文版高质量按时出版发行,大家倾注了大量心血,夜以继日。感谢林海锋、黄熙祺、童瑶、俞畅、罗杰、林文煜、雷惠芳、高瑜琴、陈垚佳等研究生付出的辛勤劳动。

　　感谢主审魏丽惠教授给予的大力支持和具体指导,并为本书中文版作序!

　　由于水平有限,书中难免有不妥之处,敬请读者批评指正。

2020 年 2 月于榕城

前　言

我很高兴有机会向医学界的同僚们推荐这本独一无二的工具书，它可以用于评估和治疗盆腔疾病和盆腔疼痛的患者。在本书中，我总结了自己从事临床骨科的工作经验以及多年来治疗和研究盆腔疼痛这一类特殊患者的临床经验。我想为读者朋友们提供盆腔疼痛患者的相关解剖学概述，使大家对中枢神经系统、周围神经系统、内脏、盆腔骨骼解剖和肌肉组织之间的复杂结构有更深入的理解。正是基于对这种复杂性的了解和理解，临床医生才有机会为患者提供最合适的治疗，以减轻他们的痛苦。

最开始我学习的是物理治疗，并且在该领域获得两个学位，一个是物理治疗的学士学位，另一个是骨科的硕士学位。我从未听说过将盆腔疼痛看成一个独立存在的疾病，更没有想过去评估骨盆这个部位的疾病。首次接触到"盆腔疼痛"这一概念时，我还是一名年轻的临床医生。那时，有一位妇产科医生，他向我咨询了一个正在他那里接受治疗但是疗效不佳的特殊患者。他简要地描述了该患者的病情，问我有什么想法，以及如何帮助这位患者。从那个晚上开始，我便致力于研究盆腔疼痛和功能障碍这个领域，并且我的研究还将继续进行。

我发现，从盆腔疼痛的基础学习中所学到的评估和治疗的策略与对一般骨科患者进行的评估和治疗的策略相比，两者的鉴别诊断、组织学特异性和检测手段都不同。从本质上来讲，当我第一次接触盆腔疼痛这一领域的时候，只能算是勉强知道该疾病的一些缺乏组织特异性的评估方法和治疗策略，多多少少带有一点"祈祷"的意思，希望自己能使患者的疼痛和肌肉痉挛消失。

接着是约翰的出现，他向我工作的办公室打电话求助，哭诉他所遭受的痛苦——沿着龟头出现的持续性剧烈疼痛，他形容这种疼痛就像拿着"26 000 把小刀"不断地扎进他的龟头。

约翰来做了一次评估以及三次后续的治疗，我已经尽我所能，但是只能短暂地缓解他的疼痛，疗效不能持久。一个月以后，约翰就过世了。

也就是在那时，我开始通过"骨科医学"和鉴别诊断的概念来分析这些盆腔疼痛的患者们，鉴别诊断可以用于确定病变及其发生位置。当我将 James Cyriax 博士所提出的策略和概念运用到这类患者身上时，才开始看到我在治疗骨科患者时所期待的即时的变化和改善。这时，我意识到我必须去做更多的研究，并用文字记录下来。我所做的研究和所记载的内容都体现在我博士期间的研究论文和这本书上。

对于每一位患者所遭受的痛苦和煎熬，我都感同身受。但是请坚强一点，要坚信自己的疾病是可以治愈的。去找一位能够治好你疾病的医生，按照他的指导去做，你是能够恢复健康的。

对于治疗这一类患者的医生们：你需要有耐心、仁心和同情心。每一位患者都是独一无二的。

事实上，医生在他们医疗保健中的作用是非常重要的。不要低估身体恢复的能力。我们的职责是为疾病的治愈提供一个最有利的环境。

愿你所付出的努力可以取得巨大的成功。

皮特·A.菲利普教授

物理治疗师、科学博士、正骨手法治疗师、盆底康复训练医师

致　谢

人们常说，写作是一件孤独的工作。作者需要花费大量时间不断编写内容，将内容提炼成文。而且，不仅是作者，他的家庭也要忍受这种孤独。在这里，我要感谢我的妻子和女儿，正是她们不懈的支持使我能够顺利完成这本书的出版。在这些年里，她们独自用餐、独自度过周末，我则坐在书桌前不断重复着阅读、写作以及思考的工作。这些消逝的时间我永远无法弥补，她们对我的付出和支持是我永远无法补偿的。Fonda，我的妻子，我爱你。谢谢你总是在我工作、研究和写作期间默默操持着我们的家。Kristianne，我的女儿，我爱你，是你照亮了我的人生，我要将这本书和里面的知识一并献给你。

感谢我的父母——Peter 和 Willa，谢谢你们的祝福使我变得坚强，让我能够承受巨大的压力。

感谢我的岳父岳母——Ded Roc 和 Angie，谢谢你们能够理解我的忙碌以及包容我无法经常陪伴在你们的女儿身边。真的十分感激你们无声的爱与支持。

感谢 Russell M. Woodman 博士，您是我的教授，我的导师，也是我的朋友。1991 年，我第一次见到您并成为您的学生，您教会我如何成为一名优秀的医生和教育者。您在物理治疗领域展现的睿智、严谨和对完美的追求是我们学习的典范。您能协助我完成这本书是我的荣幸。再次谢谢您。

感谢 John Stanislaw 叔叔，要是没有您坚持不懈的努力，我将一事无成。感谢您的智慧使我没有困顿在语言艺术的泥沼中。

感谢 Thieme 出版公司的工作人员，由于名字太多这里就不一一列举了，再次谢谢你们。感谢 Angelika 女士，如果没有您对我和这项工作的信任，我不会开始这项工作，感谢您一直以来的指导和建议。还要感谢 Torsten 先生，您爽快地回答了我许多问题(其中有许多重复的问题)并且十分专业。

目　录

第 **1** 章

盆腔疼痛简介

类似于治疗慢性疾病,当医生在治疗盆腔疼痛的患者时,唯一的方法是减轻患者疼痛,恢复以往的舒适和功能。来我们这里的患者通常会把他们的病史当作隐私。我们知道,这些患者通常被其他医生甚至亲人贴上标签或被误解,所以始终保持对他们的尊重并保护他们隐私是很有必要的。

本书的目的是提供准确、可重复且可靠的方法来推断出引起患者病痛的原因,以及导致机体功能障碍持续存在的行为活动[1,2]。我们必须考虑到不同的组织结构,不能轻视它们之间的相互作用。这类患者的情况比较复杂,他们的症状通常不是遵循传统的直线治愈模式,他们的临床表现常常容易被混淆。这类患者经历的通常是正弦曲线的治愈模式,症状随意起伏并且无法预测。医生应该更多地了解身体对疼痛、压力、情感和激素波动的自然反应,这样对患者的康复过程才能有更好的理解。

学习目标

- 理解物理治疗作为盆腔疼痛干预措施的必要性。
- 重视相关组织解剖结构的细微特征。
- 理解不同的诊断学概念。
- 辨别明显的无名骨性标志。

虽然本书聚焦于疼痛,尤其是骨盆疼痛,但是相关概念同样适用于所有的慢性疾病、肌肉骨骼和妇科泌尿系统方面的疾病。本书讨论了针对骨盆和生殖器局部解剖结构的评估和治疗。因此,医生必须严格规范地操作以确保患者感觉舒适放松。可能的话,应该用布帘遮盖患者,并且只检查需要检查的部位。针对患者生殖器官的视诊,医生一旦得出结论,通常就没

有必要再对骨盆内部进行查看。临床上常常将患者下腹部至脚之间的身体部分一并遮盖,这样,医生可以坐在诊疗床旁边,方便对其进行评估以及后续治疗。

为保证患者最大的舒适度,建议医生每次视诊或触诊生殖器官前应征求患者的同意。允许患者自己支配他们的身体,以便缓解焦虑。

慢性盆腔疼痛是指非周期性的盆腔疼痛,这种病症可以持续 3 个月或更长的时间,其严重程度足以导致功能性障碍,因而需要进行医疗护理。这对于医生和患者来说都是很复杂的[3],如"腹腔镜检查结果阴性并不等同于健康,也不能排除女性正在经历的是器质性疼痛"[4]。盆腔疼痛可能是由于内脏、躯体或神经紊乱引起的。内脏功能障碍可以原发于泌尿生殖器或胃肠器官。盆腔疼痛也可能源自外周或中枢神经系统。骨盆内所有的内脏结构都会引起盆腔疼痛,进而影响到膀胱、输尿管末端、尿道、卵巢、输卵管、子宫、阴道、乙状结肠、直肠,以及相关的脉管系统和淋巴结构。内脏病理学的例子有子宫内膜异位症、盆腔粘连、卵巢肿块、盆腔炎性疾病和肠易激综合征。体细胞结构(筋膜、肌肉组织、韧带和骨骼)也可以引发骨盆疼痛,并且可以将疼痛分布至表皮。盆腔神经组织结构的复杂性、症状的趋同性、疼痛的跨系统表现,以及中枢集中和症状外周化现象,进一步使得患者和医生感到为难困惑[5,6]。

难以忍受的相关心理因素常常使患者的临床症状表现得更为复杂,并且,通过对中脑导水管周围灰质和室间质的持续激活具有扩大疼痛区域并增加疼痛程度的效果。对于患有盆腔疼痛的患者来说,他们通常还会经历一系列心理、性和人际关系的困扰,这些因素会降低他们的生活质量,并且往往会影响到他

1

们寻求健康和建立亲密关系的能力,因而可能成为抑郁症的诱因[8-11]。

慢性盆腔疼痛对于患者和医生来说都十分棘手[5-13],其占所有妇科转诊病例的10%~15%,占所有腹腔镜检查的25%~35%,以及占所有子宫切除术的10%~15%[4]。Zondervan和他的同事认为,33%的女性在一生中会经历盆腔疼痛[14,15],而18~29岁的女性中有15%~20%患有性交痛[8],而Sobhgol等人则认为这一事件发生率为54.5%[16,17]。作为一种可使人变得虚弱的疾病,就严重程度而言,慢性盆腔疼痛就像让人不得不停止工作的腰痛,有约24%的患者病程长达3个月[6,8,9]。18~50岁的女性患慢性盆腔疼痛的概率与患哮喘和偏头痛的概率相似[4]。

其所涉及的组织解剖结构特点使得针对盆腔疼痛患者的评估变得复杂。当医务人员与罹患这类疾病的患者讨论这种疼痛时,她们常常会感到很尴尬,往往会尝试自我治疗,并忽视自己多年来的疼痛症状[18,19]。

由于医学界普遍使用"盆腔疼痛"这一术语,这给进一步探讨这一病症带来了困难,并使得为盆腔疼痛患者进行精确诊断及后续的治疗策略形成变得复杂化。如外阴痛、阴道痉挛、提肛肌综合征等术语仅仅是指症状。这些术语被概括为"坐骨神经痛"。它们没有向医生或患者指明症状的来源,也没有为可能的治疗策略提供指导[1,2]。

因为肌肉骨骼因素被认为是导致盆腔疼痛的诱因和蔓延因素,所以物理治疗被认为是治疗盆腔疼痛和相关性功能障碍的多学科方法的"整体"组成部分[20,21]。对当前治疗文献的回顾,揭示了临床上对姑息治疗的依赖,后者重点在于通过伸展(扩张治疗)、按摩(扳机点,Thiele试验等)、冥想/意识放松(生物反馈)或手术(阴唇切除术或阴部神经减压术)的方法来缓解肌肉痉挛。

本书所讨论的目的是从疼痛如何开始和扩散思考,提供一种帮助理解神经、内脏和躯体结构之间的相互关系及其相互作用的方法,相信这将令医生十分感兴趣。

通过一种融合了症状再现概念、症状消除概念、胚胎学衍生概念和神经学知识的鉴别诊断方法,可使医生有机会明确引起患者疼痛的原因,更重要的是,如何准确有效地消除疼痛。后文将讨论引起盆腔肌肉痉挛、痛觉过敏和异位性疼痛的多种原因。将认知行为管理、姿势矫正训练和体位意识管理、脊髓节段移动性和易化结合起来的直接治疗方案(中枢和外周敏感化作用),与筋膜、韧带、神经系统之间建立联系。只有彻底了解局部骨、神经、筋膜和肌肉系统及其之间的相互关系,才能建立转诊模式,只有确定疼痛扩散的起源,才能最有效地消除患者的痛苦。

(黄蔚颐 译 孙蓬明 校)

参考文献

[1] Cyriax J, Ed. (1982). Textbook of orthopaedic medicine. London, Philadelphia, Toronto, Sydney & Tokyo: WB Saunders & Bailliere Tindall

[2] Ombregt L, Ed. (2003). A system of orthopaedic medicine (2nd ed.). Philadelphia, London: Churchill Livingstone

[3] Karnath BM, Breitkopf DM. (2007). Acute and chronic pelvic pain in women. Retrieved September 15, 2004, from www.turner-white.com

[4] Florido J, Pérez-Lucas R, Navarrete L. Sexual behavior and findings on laparoscopy or laparotomy in woman with severe chronic pelvic pain. Eur J Obstet Gynecol Reprod Biol 2008; 139: 233–236

[5] Tu FF, As-Sanie S, Steege JF. Musculoskeletal causes of chronic pelvic pain: a systematic review of diagnosis: part I. Obstet Gynecol Surv 2005a; 60: 379–385

[6] Tu FF, As-Sanie S, Steege JF. Prevalence of pelvic musculoskeletal disorders in a female chronic pelvic pain clinic. J Reprod Med 2006; 51: 185–189

[7] Tu FF, Fitzgerald CM, Kuiken T, Farrell T, Harden RN. Comparative measurement of pelvic floor pain sensitivity in chronic pelvic pain. Obstet Gynecol 2007; 110: 1244–1248

[8] Farmer MA, Meston CM. Predictors of genital pain in young women. Arch Sex Behav 2007; 36: 831–843

[9] Meston CM, Hull E, Levin RJ, Sipski M. Disorders of orgasm in women. J Sex Med 2004; 1: 66–68

[10] Pontari MA, Ruggieri MR. Mechanisms in prostatitis/chronic pelvic pain syndrome. J Urol 2004; 172: 839–845

[11] Pontari MA. Chronic prostatitis/chronic pelvic pain syndrome. Urol Clin North Am 2008; 35: 81–89, vi

[12] Steihaug S. Women's strategies for handling chronic muscle pain: a qualitative study. Scand J Prim Health Care 2007; 25: 44–48

[13] Tu FF, Fitzgerald CM, Kuiken T, Farrell T, Norman Harden R. Vaginal pressure-pain thresholds: initial validation and reliability assessment in healthy women. Clin J Pain 2008; 24: 45–50

[14] Zondervan KT, Yudkin PL, Vessey MP et al. Chronic pelvic pain in the community—symptoms, investigations, and diagnoses. Am J Obstet Gynecol 2001a; 184: 1149–1155

[15] Zondervan KT, Yudkin PL, Vessey MP et al. The community prevalence of chronic pelvic pain in women and associated illness behaviour. Br J Gen Pract 2001b; 51: 541–547

[16] Sobhgol SS, Alizadeli Charndabee SM. Rate and related factors of dyspareunia in reproductive age women: a cross-sectional study. Int J Impot Res 2007; 19: 88–94

[17] Sobhgol SS, Charandabee SM. Related factors of urge, stress, mixed urinary incontinence and overactive bladder in reproductive age women in Tabriz, Iran: a cross-sectional study. Int Urogynecol J Pelvic Floor Dysfunct 2008; 19: 367–373

[18] Lawton S, Littlewood S. (2006). Vulval skin disease: Clinical features, assessment and management. Nursing Standard (Royal College of Nursing (Great Britain): 1987), 20(42), 57–63; quiz 64

[19] Lawton S. Anatomy and function of the skin, part 1. Nurs Times 2006a; 102: 26–27

[20] Rosenbaum TY. Physiotherapy treatment of sexual pain disorders. J Sex Marital Ther 2005; 31: 329–340

[21] Rosenbaum TY. Pelvic floor involvement in male and female sexual dysfunction and the role of pelvic floor rehabilitation in treatment: a literature review. J Sex Med 2007; 4: 4–13

第 **2** 章

一般概念

本章主要讨论鉴别诊断的内容,医生可能对此并不熟悉,但为了更好地治疗患者,这些内容对于临床医生做出诊断很重要。有些知识点对读者来说是老生常谈,而有些则是新概念。从未接触过这些新内容的读者,请一定要认真学习;而对此有所了解的读者,则可以花点时间回顾与复习,并将这些概念应用到实践当中。

2.1 鉴别诊断

为了少费无用功,本书采用James Cyriax博士所描述的鉴别诊断和治疗概念。

骨科医学非手术治疗起源于20世纪20年代的英国。因为放射方法不能提供满意的诊断,兼任内科和骨科医师的James Cyriax博士发明了一套准确描述软组织肌肉损伤的骨骼肌诊断系统。James Cyriax博士意识到,关节发展为关节炎,伴见肌肉/肌腱紧张、韧带扭伤、关节囊发炎,神经根/干和硬脑膜有可能被压迫,关节也容易出现内部紊乱。

James Cyriax博士的骨科外伤学基础理论基于以下几点[1,2]:

1.每一种疼痛都有疼痛源。

2.治疗必须直达疼痛源。

3.治疗目的是解决疼痛的根源问题,并最终缓解疼痛。

基于相关解剖结构的阳性和阴性体征,James Cyriax博士采用了一种系统性的研究方法来区分疼痛的原因,以得出具体的诊断和后续有效的治疗方法。患者进行主动运动或抵抗运动以及其配合检查的意愿,可以帮助医生了解受检部位肌腱的完整性。被

动运动可以用来检查和评估非收缩结构、韧带、关节面等。抵抗试验,或称作手法肌力试验(manual muscle tests,MMT),具有双重功效:其一可通过评价神经功能来了解肌肉收缩的启动能力;其二可以帮助医生了解肌肉、肌腱和骨膜的完整性及其相互作用。由于该试验与患者肌肉收缩的能力有关,故而在做此项试验的时候,对于以下的几种结果,医生会发现事实的确如此,具体如下:

1.收缩有力无疼痛:表示正常。

2.收缩有力伴疼痛:表示肌腱病或小的跟腱断裂。

3.收缩弱伴疼痛:表示严重的肌腱损伤或局部骨折。

4.收缩弱无疼痛:表示神经受损或功能失调。

Cyriax博士所描述的"囊性模式"是指关节囊正常退行性改变和在炎症反应中的表现。关节囊模式与限定在各个不同关节的具体表现有关。非关节囊模式则认为是关节内或关节外的组织发炎或者受损,很有可能是疼痛的来源,而关节囊并不是导致疼痛的原因。

肌肉痉挛本身常常被看作是一种病理过程。然而James Cyriax博士把肌肉痉挛当作是其他部位发生疼痛或损伤而产生的继发表现[1,2]。基于这一观点,医生可以对肌肉痉挛的原因进行推断,并且针对具体部位进行组织特异性治疗。这样可以解除肌肉痉挛,并能减轻疼痛。

2.2 反射弧

每个单突触反射弧作为横纹肌和平滑肌的激活器,大多包含一个单螺旋节段。在施加外传入的刺激(即髌骨的深肌腱反射)时,它就会开始工作。脊髓腹

侧灰柱内的运动神经元与这些传入的刺激建立突触联系,产生一个传出刺激,终止于效应器[3,4]。当传入的刺激进入脊髓背侧灰柱,并且与联络神经元建立突触联系,进而再与脊髓腹侧灰柱内的运动神经元建立突触联系时,就会产生突触反射。由于有其他神经元的传入,运动神经元可能发挥整合调节的作用,前者可能存在于脊髓的其他节段或者是脊髓的另一侧,甚至存在于中枢神经系统(CNS),从而使得机体在脊髓反射过程中进行有意识的调节[3,4]。

在评估患者盆腔疼痛的过程中,需进行股四头肌、跟腱和球海绵体肌的反射检查,以确定其各自神经根的神经状态。准确使用和解读球海绵体肌反射有助于医生确定盆底肌群(PFM)非对称募集的原因。

2.3 胚胎学的起源[1,2]

正是通过对胚胎发育的了解,医生才有更大的机会发现患者骨盆或内脏疼痛的起因,而不仅仅是关注疼痛本身。由于医生在治疗骨盆疼痛患者时缺乏准确的临床测试,因此,很有必要了解各种骨盆结构之间的相互关系,从胚胎学的角度来认识相互独立的系统结构是如何密切相关的。利用这些知识,医生就能找出哪些脏器结构可能与患者症状相关,并在可能的情况下通过特殊检查和主动运动进行交叉检测,从表2.1 中可发现一个或联合支配两个脏器的多个脊椎节段。由此,医生能够推断出确切的脊柱部位,可立即为患者进行疼痛诊疗。

在孕期第三周,胚胎背部中线的细胞分化为位于外胚层表面的神经板假柱状神经上皮细胞[3]。神经板将形成大脑和脊髓,在第四周,神经板从背部向中间折叠,最终闭合形成一个中空的神经管。该神经管是神经沟的初期形式,以后会进一步分化成为脑室和脊髓的中管。神经管的侧面向边界移动并形成神经嵴,在边缘神经系统的边缘神经节内,神经嵴会进一步分化成为神经细胞和神经胶质细胞。而神经管上的外胚层最终闭合形成表皮(图 2.1)。

尾部隆起是脊髓最尾端的组成部分,由特殊的中胚层结构发育而来。从尾部隆起、S2 到尾骨区域的大部分脊髓尾部节段参与了次级神经胚的形成。尾部隆起进一步产生了脊髓尾端的锚定附着物——终丝。

随着神经管的闭合以及神经上皮细胞的伸展和收缩,神经管得以伸长,这使得位于脊髓灰质前体的套膜层的神经母细胞得以形成,或继续在心室层内分化为干细胞[3]。进一步的心室分裂形成了排列在脊髓中央管的室管膜细胞。随着神经母细胞进一步分化成神经元,轴突开始出现。脊髓白质是轴索增生和延长的结果。一旦轴突生长锥在脑、脊髓和外周神经节中发现其靶点,突触常常就会随之出现,灰质在拉长并延伸为脊髓的过程中,会进一步分化成 H 形柱状。

灰质的扩张包含从感觉器官接受感觉冲动的(传入)神经元。"H"的腹侧起源于肌肉的运动神经元。灰质联合是连接脊髓左侧和右侧的灰质区域,被视为"H"形的横杆。

自主运动神经元起源于 T2~L1,是脊髓背侧和腹侧柱之间"H"形灰质的每一侧突起,即侧灰色柱。这些构成了自主神经系统(ANS)的交感神经分支的内侧面灰柱。自主神经系统的交感运动神经元具有两种成分:位于中间灰色柱的中央运动神经元,以及交感神经节和椎前神经节。自主运动神经系统、副交感神经系统缺乏指示灰阶;然而,它们可以在 S2~S4 找到,并且可以被归类为自主神经系统的两个运动神经元副交感部分的中枢运动神经元。在脑干的中脑和后脑中心处,我们也可发现副交感神经系统,因此,副交感神经系统通常是指颅骶系统[3]。研究证实,抗生素、疫苗的使用对自主神经系统的功能有不利影响,如临床上的"短肠综合征""肠道神经系统功能失调"等等。

脊髓的白质由腹侧、背侧和侧索组成,其在脊髓的不同区域之间以及脊髓和大脑之间传递上行和下行的神经冲动。血管渗入脊髓白质并使之血管化。周围神经系统的发育随着配对的体节从轴旁中胚层分开,然后它们与神经管相互作用,诱导运动神经元从腹侧、运动神经根向两侧生长。当发生这种情况时,神经嵴细胞与神经板的侧边缘分离并聚集在神经管的背外侧区域附近,并与每对腹侧根部相连。除 C1 以外的每个节段,位于背侧成对的神经嵴细胞分化成感觉背根神经节(DRG)的神经元和成胶质细胞。感觉背根

表2.1

器官/关节	C3	C4	T6	T7	T8	T9	T10	T11	T12	L1	L2	L3	L4	L5	S1	S2	S3	S4	S5	Co1	Co2
胸锁关节	X	X																			
胰腺					X																
肝脏				X																	
胆囊			X	X	X	X															
胃/十二指肠				X	X	X															
小肠						X	X														
附睾							X														
升结肠							X	X	X	X											
肾脏							X	X	X	X											
阑尾								X	X	X											
输尿管								X	X	X											
膀胱底								X	X	X											
子宫底								X	X	X											
膀胱颈								X	X	X											
阴道/阴茎								X	X	X											
肾上腺								X	X	X											
卵巢/睾丸							X	X	X	X											
结肠弯曲										X	X	X									
乙状结肠																X	X	X	X		
前列腺																X	X	X	X		
尿道																	X	X	X		
直肠																	X	X	X		
肌肉																					
上斜方肌	X	X																			
髂腰肌									X	X	X	X	X								
臀中肌/臀小肌													X	X	X						
臀大肌														X	X						
梨状肌														X	X	X					
闭孔内肌														X	X	X					
股方肌													X	X	X	X	X				
半腱肌														X	X	X	X				

（待续）

表 2.1(续)

器官/关节	C3	C4	T6	T7	T8	T9	T10	T11	T12	L1	L2	L3	L4	L5	S1	S2	S3	S4	S5	Co1	Co2
半腱肌													X	X	X	X	X				
大收肌												X	X	X	X	X	X				
腓骨长肌，腓骨短肌，第三腓骨肌													X	X	X	X	X				
胫骨前肌													X	X	X						
伸肌，长肌/短肌													X	X	X	X	X				
小腿三头肌														X	X	X	X	X			
第三腓骨肌															X	X	X	X			
肛提肌																X	X	X			
会阴浅横肌																X	X	X			
会阴深横肌																X	X	X			
球海绵体肌																X	X	X			
坐骨海绵体肌																X	X	X			
肛门外括约肌															X	X	X	X	X	X	
尿道括约肌																		X	X	X	X
尾骨肌																X	X		X		

查体

	C3	C4	T6	T7	T8	T9	T10	T11	T12	L1	L2	L3	L4	L5	S1	S2	S3	S4	S5	Co1	Co2
裂动肩胛骨内收 T1~2																					
腹壁反射			X	X	X	X	X	X	X	X											
Beevor 征					X	X	X														
肌腱反射：膝腱反射											X	X									
提睾反射										X(?)	X										
俯卧屈膝														X	X	X	X	X			
阴唇反射												X			X	X	X	X			
球海绵体肌反射																X	X	X			
直腿抬高试验													X	X	X	X					
跟腱反射														X	X	X	X	X			
棉签试验																			X		
针刺试验																					

神经支

	C3	C4	T6	T7	T8	T9	T10	T11	T12	L1	L2	L3	L4	L5	S1	S2	S3	S4	S5	Co1	Co2
臀上神经												X	X	X	X	X					
臀下神经													X	X	X	X					

（待续）

表 2.1(续)

器官/关节	C3	C4	T6	T7	T8	T9	T10	T11	T12	L1	L2	L3	L4	L5	S1	S2	S3	S4	S5	Co1	Co2
肋下外侧皮支									X												
股神经外侧皮支											X	X									
生殖股神经										X	X										
髂腹股沟神经皮支										X											
闭孔神经皮支											X	X	X								
臀内侧皮神经															X	X	X				
臀上皮神经										X	X	X									

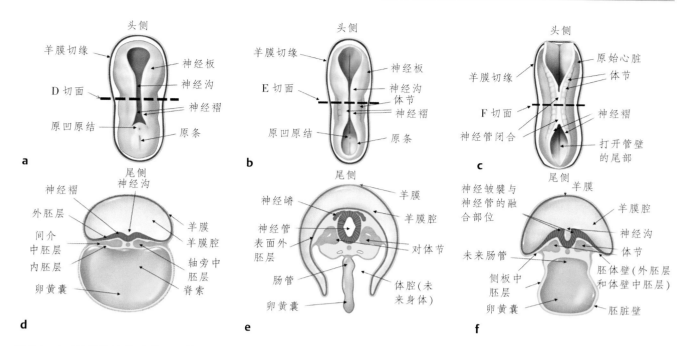

图 2.1　(a)神经沟的背面观。(b)体节的形成背面观。(c)神经沟闭合的背面观。(d)神经嵴细胞迁移起始的横切面观。(e)神经沟的横切面观。(f)神经管、神经嵴和体节形成的横切面观。(From Vacarro, Fehlings, Dvorak. Spine and Spinal Cord Trauma, Thieme Publishers: New York, 2011. Used with permission.)

神经节的神经纤维投射延伸到脊髓中并与背侧（感觉）柱中的神经元突触连接。同时,感觉背根神经节向外生长与腹根的运动纤维结合形成脊神经, 即 31 对脊神经:颈椎 8 对、胸椎 12 对、腰椎 5 对、骶椎 5 对和尾骨 1 对。这是关于疼痛的理论模型[1-4]。在脊神经形成的地方,还有另一个分裂,其结果是形成背侧初级支和腹侧初级支。上述初级支由含有相同功能的轴突组成,它们是从其起源的脊髓神经中提取的。背侧支提供运动神经支配背部肌肉,感觉神经支配背部皮肤。它还包含交感神经的不同内脏神经纤维,支配血管和腺体。腹侧初级支提供运动神经支配到体壁和颈部的前外侧肌肉以及上、下肢。它们的感觉纤维为覆盖这些肌肉的皮肤、体腔的壁层心包(C3~C5)、壁层胸膜(T1~T11)和壁层腹膜(T12~L1)提供感觉神经支配。腹侧原发性分支也包含交感神经纤维和内脏纤维[3]。根据这些信息,医生将能更好地理解与骨盆疼痛患者有关的神经解剖结构的复杂性,理解针对胸椎、腰椎和骶棘综合性评估的合理性。

临床要点

通过理解和评估胚胎学起源以及涉及的疼痛模型,医生可以更好地理解患者的疼痛表现。

阴道上端、子宫、输卵管是由副中肾管分化而成。这些管道在男女胚胎中都很常见。然而,在男性胚胎中,它们在抗副中肾管激素的影响下退化。在女性胚胎中,由于缺乏副中肾管抑制因子,两侧副中肾管不断生长发育,在孕中期时,中段和尾段开始融合,形成阴道上段和子宫。

在女性胚胎中, 引带这一位于性腺两侧的胚胎结构用于引导生殖腺的终端定位, 在卵巢上部的下方形成阴唇皱襞。引带附着在两侧副中肾管上,并向中间牵拉,使两侧管道融合形成阴道和子宫。这样可以把卵巢自后胸腔较高的位置牵拉至子宫阔韧带内(图 2.2)。两条阔韧带分别将真骨盆分隔成包含膀胱和直肠的前部和后部腔室。封闭在阔韧带前后间隙之间的筋膜包含子宫,阴道,卵巢的动脉、静脉和神经,卵巢，卵巢韧带和子宫圆韧带的上端[3,4]。

2.4 肠道神经系统

肠道神经系统(ENS)位于胃肠道壁内，与大脑有一个共同的胚胎发育过程，同时也具有共同的神经递质，包括5-羟色胺阿片类和胆囊收缩素(CCK)。在正常情况下，肠道神经系统自主控制运动、吸收和分泌。然而，局部炎症能导致肠道神经系统结构发生长期甚至永久的变化，致使机体在感觉处理和运动方面发生功能性的改变[3,4]。

研究证实了应激反应和内脏疼痛之间的显著相关性，并认为中枢神经系统和外周神经系统在涉及处理内脏感觉和情绪调节方面有相当大的重叠。之前提到的内脏疼痛可能是由于支配肠道的外周感觉神经元的生理学改变和(或)在中枢神经系统水平(仅脊髓，仅大脑或两者皆有)上的内脏感觉信息处理异常所引起[5]。

2.5 神经行为

在治疗和评估骨盆疼痛和功能障碍的患者时，医生必须要熟悉刺激和诱因导致的典型神经反应，这样才能更好地了解患者的病情，以及患者对治疗的反应。

周围神经因局部压迫而导致疼痛、感觉异常或神经功能丧失。疼痛是由于支配靶组织结缔组织的游离神经末梢的去极化或神经根的硬脑膜投射所引起的。疼痛的程度取决于结缔组织中疼痛感受器的密度、压迫强度，以及沿压迫所在位置的神经轴。

压迫皮肤神经会导致沿着该神经所支配皮肤区域的麻木，其中边缘将被明确标记出来并且中心通常可被麻醉阻滞。随着压迫的持续，症状会进一步加重，并表现为感觉异常("针刺感")，最后是疼痛。被动运动或接触受累皮肤可引起感觉异常，而主动运动并不会引起这种症状[1,2]。逐渐的，血-脑屏障会发生变化，

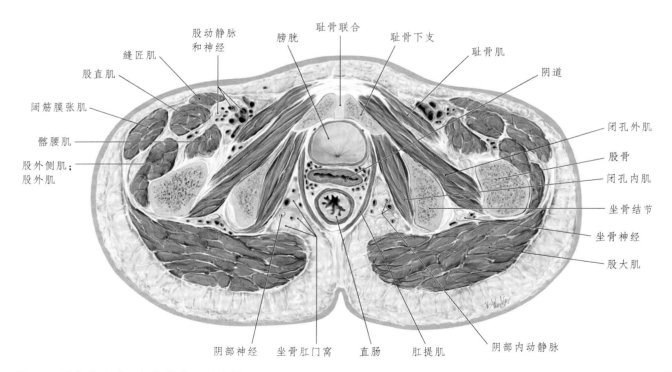

图 2.2 骨盆的内脏和韧带横截面示意图。(From THIEME Atlas of Anatomy, General Anatomy and Musculoskeletal System,© Thieme 2005, illustration by Karl Wesker.)

而后者已被视为神经根功能障碍的原因。持续的压迫会导致神经萎缩,随后可能会导致沃勒变性。局部水肿和结缔组织增生不太可能恢复。压迫神经干将表现出人们所说的释放现象,即针刺感的初始压迫导致其消失,仅在压迫释放后才重新出现。这可能是由于比初始压迫带来的更痛苦的异常感觉。肢体或局部区域的运动会引发更多的针刺感。如果硬脑膜受到压迫和损伤,则直接压迫神经根将表现出节段性疼痛。否则,神经根沿其行径不敏感。持续的压力会导致其沿各自的皮肤组织的针刺感,其边缘和侧面不清晰,并且接触皮肤可能会引起针刺感。运动不会引起针刺感;然而,身体运动受限部位的神经根经常会导致疼痛,尤其是当与神经根相连的关节发生运动并对神经根产生拉伸作用时。相关的例子在评估期间进行直腿抬高试验和俯卧膝关节屈曲过程中经常可以见到。对于神经根收紧,有经验的医生可能会通过触诊注意到局部肌肉紧张。

> **学习目标**
> - 评估患者的症状,并沿着神经轴确定损伤发生的位置。
> - 建立反映神经轴损伤位置的治疗模型。

对硬脑膜施加压力会导致皮肤牵涉痛,继续施加压力于硬脑膜,最终会因硬脑膜发生局部坏死而导致节段性麻木。这在后外侧盘病变中很常见。如果硬脑膜受到损伤和侵害,患者将感受到 Cyriax 博士所说的额外节段性牵涉痛。这种额外节段性牵涉痛将使患者体验到在局部肌肉组织内伴有可触及结节的无定形疼痛。这些疼痛的结节常会被误认为是"疼痛点",治疗的目的往往是减少可触及的肌肉结节,且应针对引起脊柱硬脑膜刺激的机械损伤。

> **临床要点**
> 当遇到可触及的结节时,首先排查脊柱并观察疼痛肌肉结节缓解和痉挛的情况。记住:腰椎可以将疼痛和肌肉痉挛转移到会阴部位!

> **临床要点**
> 许多患者的盆腔疼痛是由阴部神经引起的。考虑到阴部神经是皮神经,医生必须确认患者疼痛部位具有明确边界,并且该区域可被麻醉阻滞。患者症状的加重会导致出现"针刺感",然后持续疼痛。如果患者不符合这种模式,那么应该怀疑阴部神经是否受累。

2.6 牵涉痛[1,2,6]

牵涉痛是指在非受伤部位所感知到的"疼痛"体验;这是患者的感知错误。不同的结构表现出独特、不同的疼痛投射模式,医生需要意识到疼痛呈现的投射模式,以避免被主诉中疼痛源误导。诊断主要基于患者的病史和临床检查,因为仅仅基于疼痛位置几乎不可能做出准确的诊断[2]。

> **临床要点**
> 医生要充分理解各种疼痛的来源,因为它们与脊椎和脏器的躯体结构有关,以便更好地了解患者的疼痛可能源自何处。

可能涉及牵涉痛的机制包括在脊髓水平上的错误[2]。由于来自躯体和内脏结构的信息在此汇集,错误可能会发生在背侧角的突触处,正如之前在第 2.3 节"胚胎学的起源"中所讨论的。导致牵涉痛的另一个原因可能是感觉皮层的误判。为了准确地理解牵涉痛,医生必须时刻记住牵涉痛是一种错觉,并不是真的沿躯体神经"下传"的疼痛[2]。

> **临床要点**
> 由于患者的皮肤感觉传入远较内脏器官的感觉输入频繁,因此中枢神经系统常常将我们的内脏感知信息误判为皮肤损伤。

Cyria 博士的理论基于以下前提:
- 牵涉痛是在真实部位以外发生的疼痛。

皮肤是一种能够准确定位疼痛的器官。

• 疼痛由相近皮节传导,最终投射到大脑的感觉皮层。

• 皮肤在感觉皮层可被精确感知。

• 来自皮肤的输入信号不断反馈给位于大脑感觉皮层的记忆存储系统,而在正常健康的个体中,来自深部内脏器官的输入信号是很罕见的。

• 牵涉痛的共同点是神经所经过的肌肉组织的张力过高。

Cyriax 博士制订了 5 条牵涉痛的规则,以协助诊断:

1.疼痛分段放射性分布且不越过中线。

2.疼痛感通常很强烈。

3.疼痛自远处传来但局限于皮肤。

4.疼痛部位不一定覆盖真正的深部损伤部位。

5.疼痛可发生于投射区域的任何部位但不一定是整个区域。

图 2.3 显示了各种来源的牵涉痛模式。

(彭程 译 申震 校)

2.7 结缔组织

典型的上皮组织覆盖在躯体和内脏的表面,通常有保护、吸收以及分泌的功能。其大多由鳞状细胞构成,后者在自然界中多为扁平形,比如立方形细胞、立

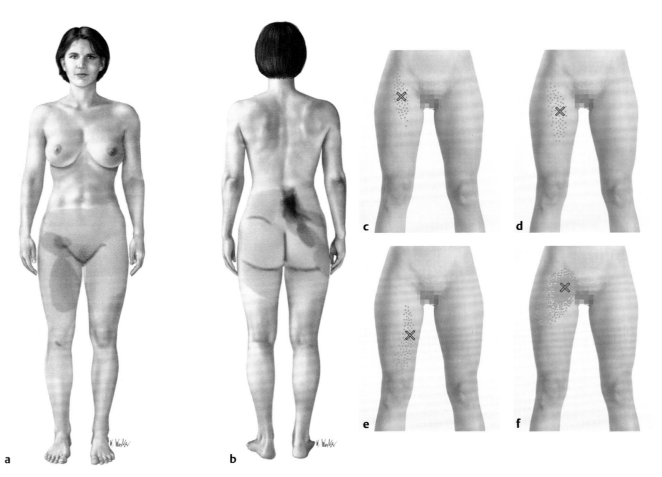

图 2.3 不同牵涉痛的投射模式。([a,b] From THIEME Atlas of Anatomy, General Anatomy and Musculoskeletal System, © Thieme 2005, illustration by Karl Wesker. [c–f] From Richter P, Hebgen E. Trigger Points and Muscle Chains in Osteopathy, Thieme Publishers: Stuttgart, 2009. Used with permission.)

方体细胞以及柱状和矮柱状的细胞[7]。

上皮组织可在单层细胞、多层细胞或增生的管状腺体中被发现。它以单层或复层上皮的形式覆盖在机体的表面来保护脆弱的深层细胞免受外在侵害[7]。上皮细胞经生长后可构成消化腺、内脏、肾小管、输尿管、膀胱和尿道。

与上皮组织不同,结缔组织的分布更广,而且通过无活性的细胞间质彼此之间相互分离。纤维结缔组织是人体最丰富的组织,它很坚韧,能够承受扭转力和牵引压力。结缔组织又分为疏松结缔组织和致密结缔组织,例如皮肤和肌腱[7]。

结缔组织中最常见的纤维是胶原纤维,它不具有弹性,可在特定的位置移动,呈波浪形相互交织在一起(图 2.4)。弹性纤维具有伸缩的能力,是可塑的,数量上少于胶原纤维。一个正常的肌腱由胶原束和细胞外基质构成,胶原蛋白为其提供了抗拉强度,而细胞外基质(ECM)为胶原纤维提供了框架支撑,并调节前胶原蛋白的胞外组装,使其发育为成熟的胶原蛋白[8]。存在于胶原纤维中的腱细胞负责合成细胞外基质和

前胶原蛋白以构成前体。肌腱由腱鞘覆盖,它是一层松散的结缔组织,可为脉管、淋巴和神经提供营养供应。延伸到第三肌腱束之间的腱鞘进一步扩展形成了深肌腱。从浅表看,腱鞘由腱旁组织包绕:即疏松结缔组织,包括Ⅰ型、Ⅲ型胶原纤维、弹性纤维和滑膜细胞的内层。广义上来说,腱旁组织和腱鞘都属于肌腱[8]。

在肌纤维和骨骼连接处,肌纤维将细胞内收缩蛋白传递给细胞外结缔组织,而在肌腱–骨连接处,肌腱将力传输至刚性骨。前一种情况比较罕见,而后一种情况则普遍存在。

胶原蛋白是一类可强化身体骨骼、肌腱、软骨、韧带、椎间盘、皮肤和血管的蛋白质。在各个组织中,各类型胶原蛋白的构成比例有所不同:在已经确定的 19 种胶原类型中,Ⅰ型、Ⅱ型和Ⅲ型胶原蛋白有一定的抗拉强度。肌腱也包含蛋白聚糖和弹性蛋白,这些聚集构成细胞外基质。成纤维细胞嵌入基质中,合成基质胶原、弹力蛋白和蛋白聚糖。蛋白聚糖是蛋白质/糖类复合物,主要维持较高的水浓度,协助肌腱组织抵抗压缩力。蛋白聚糖与周围糖胺聚糖有一个固定的

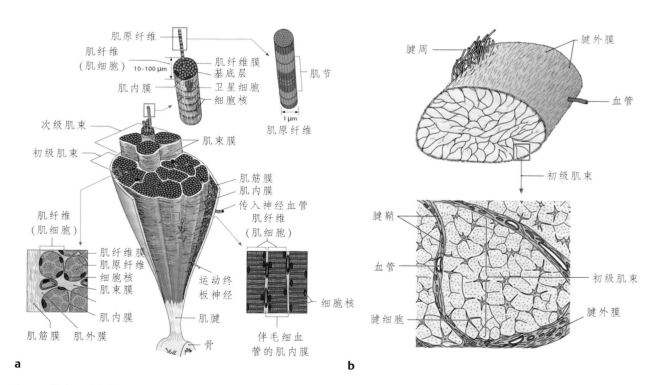

图 2.4　健康肌腱解剖。(From THIEME Atlas of Anatomy, General Anatomy and Musculoskeletal System,©Thieme 2005, illustration by Markus Voll.)

核心，它可以以起到缓冲的作用从而抵抗压缩力。而参与构成身体弹性结缔组织的弹性蛋白，与胶原纤维交织在一起，可以更好地防止撕裂伤。

胶原结缔组织分为以下几类：

Ⅰ型：
- 最丰富。
- 坚韧，与高密度纤维紧密相连。
- 存在于骨骼、肌腱、韧带、关节囊和纤维环中。

Ⅱ型：
- 存在于关节软骨和髓核中的薄纤维。

Ⅲ型：
- 大多数出现于伤口愈合的最初阶段。
- 保证早期机械强度。
- 薄而弱的纤维最终被Ⅰ型纤维所取代。

规则型：
- 存在于韧带、肌腱、筋膜、腱膜中，主要由致密胶原纤维组成，纤维排列规则。
- 纤维走向取决于其所承受的压力。

不规则型：
- 胶原蛋白和弹性蛋白在各个方向交错排列。
- 松弛、可伸缩、具有弹性，存在于肌肉、血管和神经之间。
- 部分不规则型结合在一起，确保了机体可以进行大幅度的运动。
- 举例：肌肉和神经鞘，大血管外膜和硬脑膜。
  - 对抗机械应力。

临床要点

通过横向摩擦按摩的方法，医生协助机体将Ⅲ型胶原蛋白转换为Ⅰ型胶原蛋白。

肌腱中的胶原蛋白存在于一系列平行的纤维中，穿插的横向交叉连接，增加了肌腱的强度。典型的肌腱中主要是Ⅰ型胶原蛋白，Ⅲ型胶原蛋白占少数。遭受创伤后，局部胶原蛋白被破坏，肌腱细胞试图填充被破坏的组织。这些组织被破坏后，造成Ⅲ型胶原蛋白与Ⅰ型胶原蛋白的比例异常增高，导致组织更加脆弱和易碎。即使在活动、侵犯性运动终止或压力源已消失之后，胶原蛋白仍然继续产生，这表明其功能已经被

改变。新生的胶原蛋白取代受损组织，具有以下区别：
- 胶原蛋白的总量减少了：被破坏的远远超过修复的组织。
- 增加了蛋白聚糖和糖胺聚糖的含量。
- Ⅲ型胶原蛋白与Ⅰ型胶原蛋白的比值异常增高。
- 正常的平行束状纤维结构被改变：胶原纤维的连续性被混乱的纤维结构和胶原修复与变性所破坏。这为横向摩擦按摩(TFM)作为治疗方案的关键组成部分提供了理论解释。我们将在第5章讨论这个问题。
- 微撕裂和胶原纤维分离：胶原纤维质细、易碎且相互分离。
- 成纤维细胞的数量增加：腱细胞具有独有的特征，具有更像胚状的形态；这些细胞看起来更厚，线性不明显。这些差异表明细胞正在积极地修复组织。
- 局部血管分布增加。
- 炎性细胞通常不会出现在肌腱中，但有时会出现在滑膜和腹膜上，以及肌腱周围的部位。
- 电子显微镜观察显示，肌腱的细胞核在大小和形态上也有所改变[1,2,9,10]。

成纤维细胞存在于结缔组织之间，其功能是在遭受创伤时修复纤维[1,3,7]。成纤维细胞在修复过程中起着重要作用。在伤口修复的整个过程中，其沿着纤维蛋白链进行迁移，随着弹性蛋白、胶原蛋白和细胞外基质的分布而分布。弹性蛋白是能使组织在拉伸后恢复到放松状态的成分[1,3,7]。成纤维细胞负责产生新的胶原蛋白。随着组织渐渐成熟，成纤维细胞的活性降低，转化为纤维细胞（肌腱中的腱细胞、软骨中的软骨细胞、骨骼中的骨细胞），纤维细胞在自然状态下是无活性的，只有在损伤和变性的刺激下才被激活。

2.7.1 筋膜

筋膜是一种致密的结缔组织，它作为力量的传递者在姿势和运动调节方面发挥着重要的作用，在人体中，它是由致密的不规则结缔组织片组成。包括：
- 腱膜

临床要点

当我们治疗患者时，应尽量减少炎症产生，以防筋膜牵拉，帮助减轻患者的疼痛，迅速改善其功能。

- 关节囊
- 胸腰骶筋膜

肌成纤维细胞存在于人体正常筋膜中，并且在腰筋膜中数量最多。肌成纤维细胞独特的一点是很少或几乎不能被电刺激激活。然而，炎症介质例如组胺、氧化细胞霉素、抗组胺物质美吡拉敏和细胞因子的介入，确实会导致肌原纤维的激活，其产生的强度比初始传入强度大得多。这些肌原纤维对肾上腺素、乙酰胆碱或腺苷无反应。频繁而持久的收缩或肌原纤维的激活会导致"正常"肌肉骨骼行为的改变[11,12]。机械拉伸也被证明可以激活这些肌成纤维细胞。而作为对外部施加机械负荷的直接反应，处于相关部位的肌成纤维细胞在功能上会被激活。肌成纤维细胞的激活与身体活动之间存在正相关，这在一定程度上解释了为什么患者在采取守卫和保护的姿势下筋膜会变得绷紧，即内收肌、会阴横突和盆底肌肉收缩。人们认为，这类肌成纤维细胞可以为机体保持稳固提供辅助，而不需要有意识地输入或者指导。然而，当损伤或伤害持续加重的时候，这些细胞的活化会增强 γ 运动的调节，导致组织的重构、腰椎稳定性的改变以及生物力学的改变。增强的组织张力超过了应用刺激的持续时间和强度[11,12]。

筋膜对机械拉伸的反应特性：

- 持续拉伸 15 分钟后间歇 30~60 分钟，会产生比初始拉伸更大的阻力。
- 拉伸强度越大，二次拉伸阻力越大。

临床要点

通过"拉伸"治疗筋膜的方法，实际上可能是造成筋膜持续性紧张以及患者疼痛的原因。

腹横筋膜位于腹横肌下方，与前外侧腹壁深筋膜的其他层是连续的。深筋膜位于腹横筋膜的深处，为子宫韧带增厚提供支撑。

胸腰椎筋膜是致密结缔组织，连接机体的每一块肌肉。它使胸、腰椎和骶部脊柱的肌肉组织作为一个单元，连接所有 12 根胸椎棘突和横向的肋角。在腰椎区，腰骶椎的脊柱后层分离出背阔肌，中间层附着在腰椎的横突上，并分离出竖脊肌和腰方肌[3,4,13]。前/深成分起源于腰椎横突的前表面，并将腰外侧肌与较深

的腰方肌分离。腹横筋膜和腹内斜肌附着在腱膜上，沿外侧缘的后、中层与髂骨韧带和髂嵴有较低的附着。它的弱点是容易导致椎间盘突出。胸腰筋膜连续通过三个不同层次的腰椎区：

- 浅/后层：竖脊肌来自脊柱腰骶椎中间的背阔肌。
- 中间层：附着在腰椎的横突上，分隔竖脊肌和腰方肌。
- 前/深层：腰椎横突前表面将腰方肌从腰大肌分离。

从功能上来说，胸腰筋膜有助于下肢力量传递至（股二头肌到骶结节韧带、竖脊肌、胸腰筋膜）背侧背阔肌。

2.8 胸腰椎

对骨盆疼痛患者进行评估时，应充分考虑到骨盆、腰椎和骶椎的椎骨和椎间盘方面因素。正是通过这些内脏-躯体神经的支配，限制患者局部症状的扩散[6]。

胸、腰椎常见的结构包括一个长方形的椎体，上、下面由端板构成，与椎间盘相连。

椎间盘有六个作用：

1. 通过增加脊柱的长度来增加高度。
2. 将椎骨连接在一起，允许移动。
3. 平衡椎体的重量分布。
4. 为创伤提供缓冲作用。
5. 保持椎间孔。
6. 保持小关节分离。

椎间盘的内部称为髓核。这是一种柔软的凝胶状多糖衬垫，能在椎骨之间受压时产生均匀的静水压力。儿童的椎骨之间具有一定的距离，而成年后，两者之间的距离因为凝胶较少变得不那么明显。髓核外部是纤维环，它是一种纤维软骨，附着在椎体的端板、椎体前后和纵向韧带上[3,4]。

每个椎体都有一个椎弓根，脊柱由成对的椎弓根和椎板组成，相邻的椎骨之间形成椎间孔，脊髓神经在其中通过(图 2.5)。椎弓的两侧横向延伸形成横突向后突出形成棘突。邻近的椎骨沿着上、下关节突，形成框骨关节突，它是透明软骨，包含小关节，每个小关节都被一个滑膜囊覆盖，形成关节突关节(ZAJ)。

滑囊内充满滑膜液,滑膜囊和囊液能够润滑关节。运动沿滑动面发生,部分受滑膜囊的限制。关节突关节由后突内侧支发出的关节支神经支配,每个关节由两个相邻的神经支配(图2.4)。

2.9 脊柱韧带[3,4]

连续的棘突与膜棘间韧带、含较多纤维的棘上韧带相邻,棘突之间靠棘间韧带相连接,从基部向后延伸至每个突起的顶点覆盖生长,适当地限制了屈曲。棘上韧带贯穿脊柱的长度(C7至骶骨),和颈椎项韧带共同限制脊柱屈曲。L3~L4、L4~L5以及L5~S1的椎间盘突出会导致第5棘上韧带的压痛,这是一个很好的提示,触诊本身并不能成为诊断的依据。

相邻的椎弓联合成黄色、富有弹性的组织被称为黄韧带。从上棘到相邻的下薄层有近乎垂直的倾向,黄韧带从中间将左、右椎骨融合。这些韧带形成椎管后壁,在颈部最薄,在胸腰椎部逐渐增厚。黄韧带具有弹性,能抵抗椎板的分离,并有助于保持脊柱适当的弯曲和恢复。棘突和黄韧带表面有神经,窦神经从后神经节远端2mm的后支开始发出,接收交感神经链的分支,并循环回椎管,向上弯曲至椎弓根底部并向中线方向移动,一直延伸到椎间盘的后侧纵韧带,支配椎间盘,前、后纵韧带,骨膜和硬脊膜(图2.6)[3,14]。它

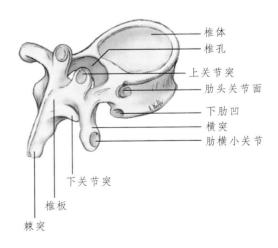

椎体
椎孔
上关节突
肋头关节面
下肋凹
横突
肋横小关节
下关节突
椎板
棘突

图2.5 典型椎骨的特征。(From Fessler RG, Sekhar L. Atlas of Neurosurgical Techniques: Spine and Peripheral Nerves, Thieme Publishers: New York, 2006. Used with permission.)

有两个主要的分支,其中大部分来源于上一节椎间盘,而小部分来源于两个相邻的下椎动脉,升支起源于两层后纵韧带、硬膜腹侧、椎间盘、椎管;降支来自椎间盘和后纵韧带深层。

后纵韧带(PLL)位于椎间盘的中线后,有助于防止椎间盘后移。它是在椎体和椎间盘的椎管后表面被发现的,与构造膜有较强的连接,但与腰椎的连接较差。它的纤维与骨膜和软骨膜结合,在腰椎间逐渐变细。

前纵韧带(ALL)从枕骨上沿椎间盘和椎体的前部贯穿脊柱的全部长度,通向骶骨的下端。其沿着椎体和椎间盘的前表面走行,融合了骨膜和软骨膜。横韧带由一组横向延伸到邻近结缔组织的薄片组成。它没有明显的边界,而且胶原蛋白密度比"真正"的韧带要小,在椎间盘切除术时通常会被切开[2]。

硬脑膜是一种坚韧的膜状管,从大孔延伸到骶椎尾缘(图2.7)[2-4]。其主要由胶原纤维组成,但含有少量弹性纤维,具有抗拉伸性。硬脑膜包含脑脊液从脑室通过到脑、脊髓和马尾周围的骶骨,覆盖其间的31对神经根,末端位于椎间孔的远端。由于弹性蛋白的缺乏,硬脑膜移动性有限,但与相邻椎节运动的关系比较明显。和内脏一样,硬脑膜对切割也不敏感。然而,它对拉伸非常敏感。大的内腔占位性病变,如严重的椎间盘损伤压迫硬脑膜,在颈屈和直腿抬高试验中压迫硬脑膜可阻碍其正常的头部和尾侧运动。这些运动导致了硬脑膜的疼痛延伸。在以下的临床评估过程中,硬脑膜的体征和症状可能会被引出[1-4,6]:

- 咳嗽和做瓦氏动作导致疼痛。
- 颈部屈曲时疼痛,硬脑膜在弯曲时伸长3cm。
- 疼痛的硬膜张力测试:直腿抬高、俯卧屈曲和Slump试验。
- 肩胛近似,使T8和T2神经上移。

2.10 骨盆骨性解剖学

我们来重新认识骨盆的相对骨结构,以便对这样一个狭窄位置所涉及的众多结构有更好的认识(图2.8)。通过对局部骨骼结构的充分理解,医生可以确定用于诊断和治疗的特定组织。骨盆是一个前倾的盆[7],双髋骨构成骨盆的横向骨性成分,而骶骨构成骨盆的后

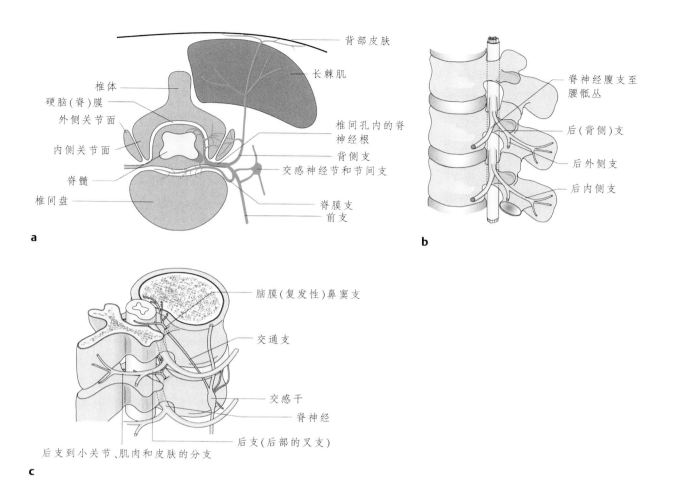

a

b

c

图 2.6　脊柱的神经支配。(From Kraemer J. Intervertebral Disk Diseases, Thieme Publishers, Stuttgart: 2009. Used with permission.)(a)脊髓神经脑膜分支运动段结构的"自神经支配"。感觉纤维主要起源于椎间关节、后纵韧带和脊神经本身。(b)腰椎神经, 腹侧和背侧支。(From Krämer and Nentwig, after Bogduk 1997.)(c)脊神经及其分支。(From Krämer and Nentwig, after Bogduk 1997.)

侧, 中间由三块骨形成(耻骨、坐骨和髂骨), 由结构不成熟的软骨相连, 然而成人的软骨是骨化状态。这三块骨有助于构成髋臼与股骨头的关节。了解骨盆的知识将有助于更好地理解内脏、肌肉和关节的相互作用, 以及它们的排列是如何相互关联、相互影响的。

学习目标

- 记得骨盆的标志。
- 适当地了解盆腔触诊的标志。
- 了解骨盆肌肉和韧带连接的复杂性和多样性。

最上面的髂骨由三个不同的部分组成: 上部区域由翼状骨组成, 下端形成髋臼的上部(钟面上, 11 点到2 点半), 后面则是不断增宽的髂粗隆(图 2.9)。髂骨的上端有三个面: 髂窝面、骶骨面和臀面。它呈扇形, 并形成骨盆和髋臼上部的侧向突出。髂窝位于髂骨的前方, 呈凸出形态, 并突向髂肌和一部分腰肌。髂窝为内脏提供横向稳定性, 并为髂肌提供附着部位。臀面有一系列的脊和凹陷, 为臀肌提供附着部位。骶骨面包括髂骨结节的内侧部分和与骶骨侧翼面相连的耳状面。髂骨的骶骨骨盆面为骶髂韧带和髂胫束韧带提供附着部位, 是闭孔内肌的附着处[2,4,7]。髂骨后尾部与坐

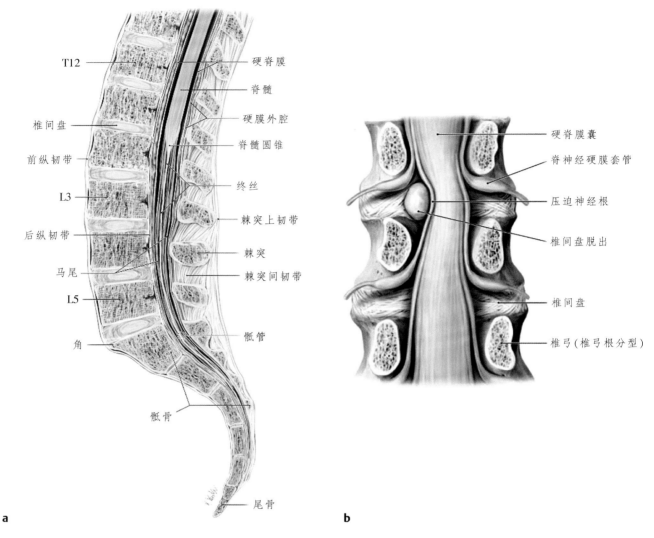

图 2.7　硬脊膜。(From THIEME Atlas of Anatomy, General Anatomy and Musculoskeletal System ,©Thieme 2005, illustration by Karl Wesker.)

骨的后上部形成坐骨大切迹。

　　最浅表的标志见图 2.10。

　　坐骨呈"V"形,形成骨盆后下部,由坐骨体和坐骨支组成。坐骨支向前、上走行,它与耻骨下支结合,形成闭孔的下缘(图 2.11)。坐骨的中上部形成髋臼的后下方(钟面上,6 点到 11 点)坐骨体有三个不同的面:股骨面、背侧面和骨盆面。背侧面包括髋臼外壁的后部,骨盆面构成了直肠窝外侧的一部分。坐骨小切迹沿坐骨后缘形成坐骨体后缘和髂骨的上端后缘[2,4,7]。

坐骨结节是一个粗糙的隆起，在坐位时身体的承受点，在臀部上方和前方易于触及。坐骨棘是最下端的骨性突起,它包含多个脊,是骶结节韧带的附着点,下孖肌、股方肌和腘绳肌(半腱肌、半膜肌和股二头肌长头)均起于坐骨棘。其下端延伸部分还包含坐骨小切迹。坐骨前部向前延伸,与下行的耻骨支共同形成坐骨耻骨支。在坐骨粗隆与坐骨棘之间的部位则形成了坐骨小切迹。

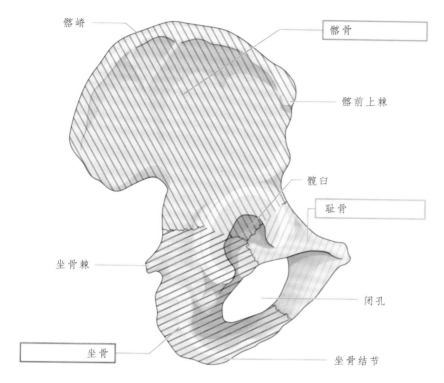

髂嵴

髂骨

髂前上棘

髋臼

耻骨

坐骨棘

闭孔

坐骨

坐骨结节

图 2.8 横向骨盆《人的身体：结构与功能介绍》，Thieme 出版社，斯图加特，2004 年出版。经许可后使用。(From Faller A, Schuenke M. The Human Body: An Introduction to Structure and Function, Thieme Publishers, Stuttgart: 2004. Used with permission.)

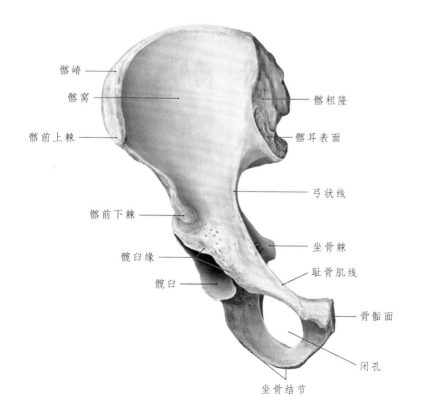

髂嵴

髂窝

髂前上棘

髂前下棘

髋臼缘

髋臼

髂粗隆

髂耳表面

弓状线

坐骨棘

耻骨肌线

骨骶面

闭孔

坐骨结节

图 2.9 前骨盆。(From THIEME Atlas of Anatomy, General Anatomy and Musculoskeletal System, ⓒThieme 2005, illustration by Karl Wesker.)

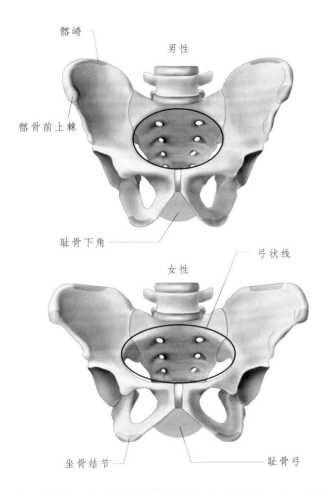

髂嵴

男性

髂骨前上棘

耻骨下角

弓状线

女性

坐骨结节

耻骨弓

图 2.10 男性和女性骨盆前视图。(From Reichert B. Palpation Techniques: Surface Anatomy for Physical Therapists, Thieme Publishers, Stuttgart: 2011. Used with permission.)

临床要点

通过外部手段比如沿坐骨结节内侧触诊可触及坐骨结节，并以颅侧方式施加牢固的压力。这样可以使医生感受到这部分肌肉的最薄弱的地方。在临床上，这样做或许也可以让患者感到放松。

临床要点

骶髂关节韧带的前部是造成骶髂关节持续性疼痛和功能障碍的常见原因。由于骶骨和髂骨的分离，沿着骶髂关节外部常可触及结节、水肿。

耻骨由三部分组成：耻骨体、耻骨上支和耻骨下

支。耻骨形成髋臼的前侧(钟面上，2 点半到 6 点)，它也形成了闭孔的侧边和下缘(图 2.8)。耻骨体有三个面：腹侧面、背侧面和内侧面。腹侧面朝下并为闭孔外肌和髋关节内收肌提供附着点。背面位于膀胱前面，腹部前下方，为尾骨和闭孔内肌提供附着点。内侧面形成纤维软骨关节，称为耻骨联合。耻骨上支为闭孔外肌和髋关节内收肌提供附着点。耻骨嵴向内突出，是腹外斜肌、腹内斜肌、腹横肌和腹直肌的附着点。耻骨结节是两侧的耻骨嵴外侧突起，是腹股沟韧带附着点，也是耻骨线上的耻骨肌附着点。耻骨嵴、耻骨梳和髂骨弓状线构成分界线。耻骨梳为腔隙韧带和耻骨梳韧带提供附着处[2,4,7]。

骨盆起源于耻骨嵴，沿耻骨线延续，延伸至髂骨的弧形线并止于骶骨。骨盆边缘没有肌肉交叉[7]。

骶骨和尾骨是由融合的椎骨组成的，每一个都由两种三角形骨组成(图 2.12)。S1 的颅面与 L5 的下半部分相连，而 S5 与第 1 尾椎相连。通常认为 16~26 岁的人，骶骨和尾骨椎骨是融合在一起的。然而，骶骨的这一概念目前尚存在争议，因为骶骨盘在磁共振成像(MRI)和解剖中都很明显。以下为一张 85 岁女性解剖图(图 2.13a)和 45 岁女性的磁共振成像(图 2.13b)。四对骶前孔中穿过其相应的骶神经腹侧主分支。尾骨是椎体中最下端的部分，由四个腔隙相互融合的椎体组成。通常它表现为一根骨头。然而，第 1 尾椎椎体可能与远端 3 节椎骨分离。尾椎被认为是"简单"的，因为它们没有椎弓根、椎板或棘[2,4,7]。髂骨的耳状面和骶骨侧翼之间是骶髂关节(SIJ)，这是一个真正的滑膜关节。它具有"真关节"的所有特征：滑膜液，具有韧带连接的相邻骨，允许运动的软骨表面以及具有滑膜衬里的纤维关节囊。关节的关节囊埋在 3 个厚韧带内：跨越骶髂关节垂直长度的腹侧或骶前骶韧带，填充在骶骨和髂骨之间的骶髂骨间韧带以及覆盖于骶髂关节后面的背侧骶髂韧带。骶髂关节内两个关节面的摩擦力与关节面的粗糙程度有关。这两个表面都有脊和凹槽，增加了它们的摩擦系数。这在男性中比在女性中更大，这表明女性骶髂关节比男性更易于移动。功能上，骶髂关节将负载力从脊柱传递到下肢，反之亦然。女性的重心比男性更靠后，这增加了女性骶髂关节的

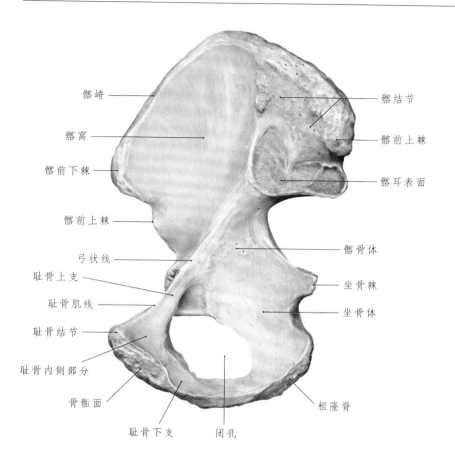

髂嵴
髂窝
髂前下棘
髂前上棘
弓状线
耻骨上支
耻骨肌线
耻骨结节
耻骨内侧部分
骨骺面
耻骨下支　　闭孔

髂结节
髂前上棘
髂耳表面
髂骨体
坐骨棘
坐骨体
粗隆脊

图 2.11　中骨盆。(From THIEME Atlas of Anatomy, General Anatomy and Musculoskeletal System, ⓒ Thieme 2005, illustration by Karl Wesker.)

旋转力 (图 2.14)[3]。骶髂关节的移动性强导致女性容易感觉到疼痛，她们的重心较男性低，是由于为了维持稳定和内脏平衡，她们的盆底肌肉群需要提供更大的稳定应力和应变。

临床要点

骶髂关节前部由 L4~S3 和 L2~S2 神经支配，而耻骨联合的前部由 S3~S5 和 L2~L4 神经支配。

女性的骨盆在 25~30 岁之间被认为是发育不完全的，因此女性更容易受骨盆撕裂伤的影响[7,9,10,15,16]，图 2.15 展示了骨盆骨骺完全融合的平均年龄。

临床要点

关于病史，医生应询问患者在青年时期参加体育活动的经历，以确定有无撕裂伤可能性。

我们通常认为，骨盆撕裂伤常见于青少年和活跃的成年人。然而，撕裂伤在骨骼不成熟的人群中更为常见。典型的撕裂伤是在肌肉腱突的水平处、未固定的骨骺处，由于单次暴力运动或一连串的低负荷微创伤累加而引起的，类似于在成熟的骨骼中所发生的一次普通的肌腱损伤。骨盆撕裂伤在骨骼不成熟的情况下是常见的，因为在尚未消失的骨突上存在固有的缺陷，并且，后者可导致已骨化的骨突部分出现分离和收缩[17,18]。骨突损伤通常由相应肌肉剧烈、强有力的收缩引起，并且通常与跳跃、冲刺或奔跑相关。

2.10.1 髋关节

髋关节由髋臼和股骨头组成 (图 2.16)。骨盆不仅支持、保护腹部和会阴脏器，而且它也是下肢的主要组成部分。骨盆的作用是将重量转移到下肢，并在移动过程中将地面反应力轴向传送到脊柱。股骨头与髋臼相连，构成髋关节。股骨的头部是球形的，上面覆盖

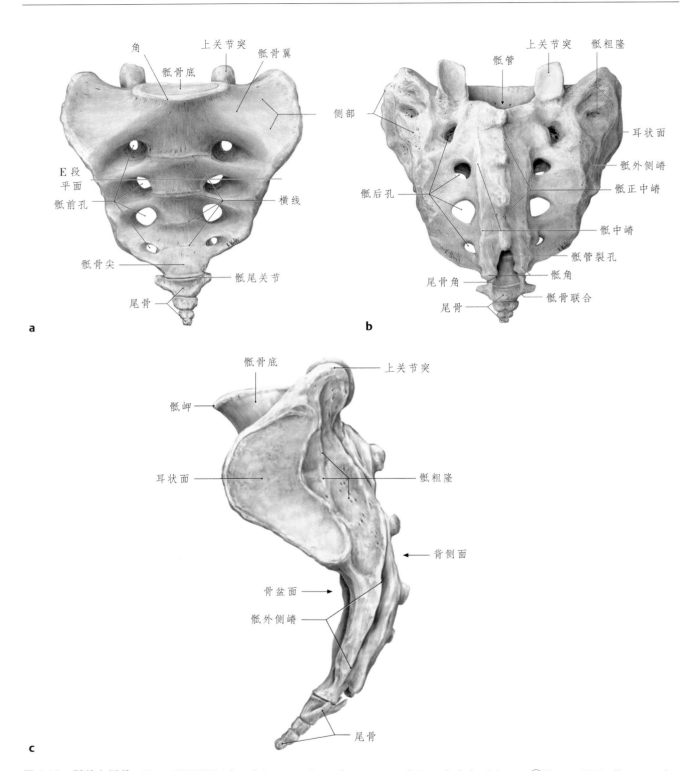

图 2.12 骶骨和尾骨。(From THIEME Atlas of Anatomy, General Anatomy and Musculoskeletal System,©Thieme 2005, illustration by Karl Wesker.)

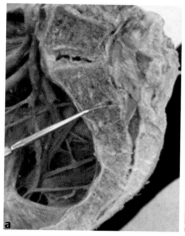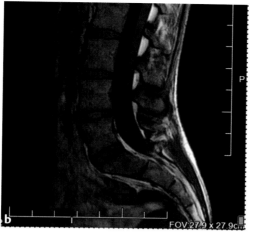

图2.13 骶骨椎间盘。

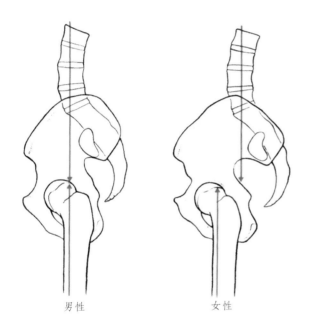

图2.14 男性与女性重力中心示意图。

着关节软骨,除了股骨头韧带,髋臼由前面讨论的髂骨、耻骨和坐骨融合而成(图2.17)。纤维软骨构成的髋臼唇附着在髋臼周缘,使髋臼关节面表面积增加近10%[2,4]。存在于髋臼切口内的髋臼唇桥把髋臼切迹封闭起来,使至少50%股骨头装在髋臼内。髋臼唇的目的是保持关节的完整性、液体加压和本体感觉的完整性,并协助在负重活动中分散力量[2,4]。

髋臼唇的撕裂会产生腹股沟痛,但在病史评估过程中,这样的病变需被排除在外[19,20]。

临床要点

为了检测髋臼唇的完整性,患者的髋关节将被弯曲到90°,以最大限度内收并内旋。

(丁锦 译　倪观太 校)

2.11 会阴[3,4]

会阴位于骨盆出口,是脊柱最尾端的部分,包括覆盖于最下端臀肌的皮肤、大腿最内侧的部分皮肤及外生殖器(图2.18)。临床上,根据男女外生殖器的不同特点对患者进行评估。

会阴的界限如下:前界为耻骨弓,边界侧缘沿着耻骨及坐骨支延伸到坐骨结节,接着沿骶结节韧带至两侧尾骨尖。会阴由两个三角组成,前部为尿生殖三角,后部为肛三角,两者形成菱形外观。两个三角并不在一个平面,从侧面看前面的尿生殖三角与后部的肛三角所成的角呈锐角。

当讨论尿生殖三角时,存在着专有名词的混淆。

学习目标

- 描述盆底肌肉的三个层次。
- 在评估盆底疼痛患者的过程中,进一步理解盆底肌肉的三层。
- 根据肌肉的起止点及走行确定盆底肌肉。

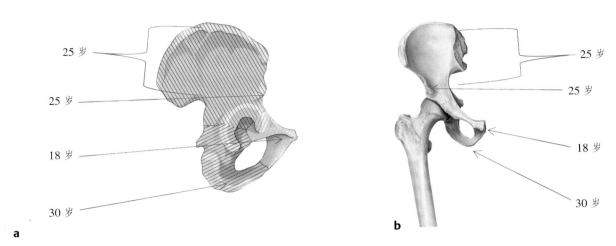

图 2.15 女性骨盆骨骺生长情况。([a] From Faller A, Schuenke M. The Human Body: An Introduction to Structure and Function, Thieme Publishers, Stuttgart: 2004. Used with permission.)([b] From THIEME Atlas of Anatomy, General Anatomy and Musculoskeletal System, ⓒThieme 2005, illustration by Karl Wesker.)

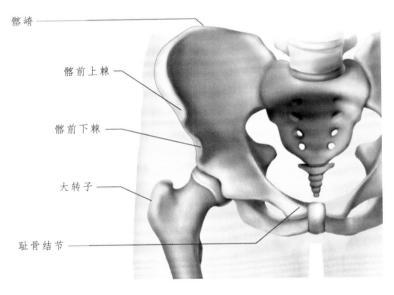

髂嵴

髂前上棘

髂前下棘

大转子

耻骨结节

图 2.16 髋臼关节。(From Reichert B. Palpation Techniques: Surface Anatomy for Physical Therapists, Thieme Publishers, Stuttgart: 2011. Used with permission.)

通常其被定义为泌尿生殖膈,实际上"膈膜"的存在与否,有很多争议[21]。应该说泌尿生殖区的肌肉并不形成肌鞘,而是通过内脏的出口延伸至盆腔较低的部位。因而在他们看来,本身并没有泌尿生殖膈这种说法[22]。

2.11.1 尿生殖三角[2,4]

尿生殖三角由浅表肌群及深部肌肉组成(图 2.19)。会阴深间隙的肌肉包括会阴深横肌及尿道括约肌。尿道括约肌在会阴深间隙及膀胱颈水平包绕尿道膜部。

在男性,中央纤维继续延伸到前列腺。会阴深横肌起自坐骨支,横贯于肛门前方,在此处与对侧肌肉交汇。会阴体,由深部及浅部间隙的肌肉汇聚而成,深层筋膜和浅层筋膜在这里融合,其处于肛门和泌尿生殖膈的中线上,左右会阴深横肌肌腱在其深处交织在一起。肌纤维及其筋膜相互交织形成楔状会阴体,包括深浅肌肉群以及肛门内括约肌[2,4]。

泌尿生殖膈下筋膜,即通常说的会阴膜,往下覆盖会阴深间隙的肌肉。会阴深间隙内的肌肉包括会阴

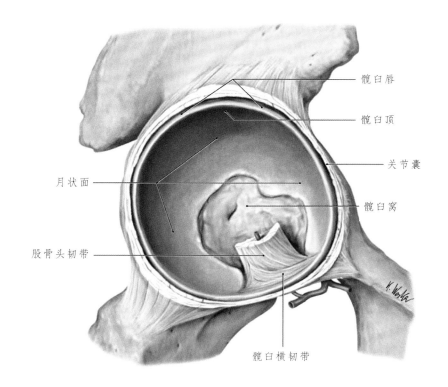

髋臼唇

髋臼顶

关节囊

月状面

髋臼窝

股骨头韧带

髋臼横韧带

图 2.17　髋臼。（From THIEME Atlas of Anatomy, General Anatomy and Musculoskeletal System,©Thieme 2005, illustration by Karl Wesker.）

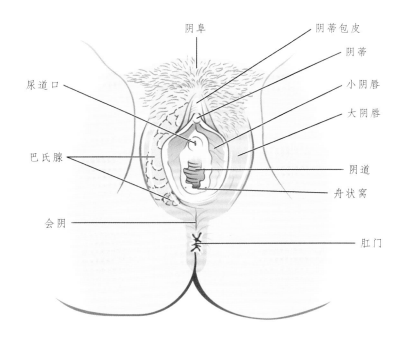

阴阜

阴蒂包皮

阴蒂

小阴唇

大阴唇

尿道口

巴氏腺

阴道

舟状窝

会阴

肛门

图 2.18　女性外生殖器。（From Reece E, Barbieri R. Obstetrics and Gynecology: The Essentials of Clinical Care, Thieme Publishers, Stuttgart: 2010. Used with permission.）

深横肌,其处于泌尿生殖膈上、下筋膜之间。

　　会阴浅间隙内的肌肉包括会阴浅横肌,成对的球海绵体肌和坐骨海绵体肌。会阴浅横肌是一小块带状肌肉,其穿过坐骨结节到达中线并在该处进入会阴体,然后与对侧的肌纤维融合。球海绵体肌位于中线,由两侧肌肉在中线处融合形成(图 2.20)[2,4]。

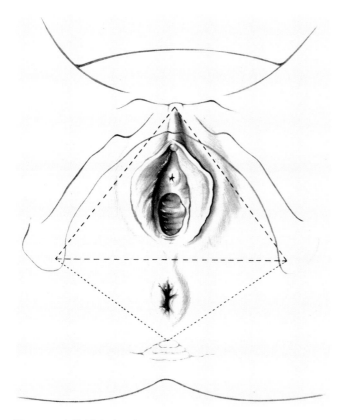

图 2.19 女性尿生殖三角。(From Wallwiener D, Becker S, et al. Atlas of Gynecologic Surgery, Thieme Publishers, Stuttgart, 2014. Used with permission.)

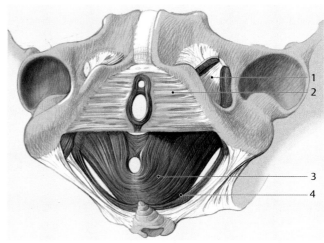

图 2.20 外阴与盆底交界的深部。此图显示的是尿生殖膈及其下的筋膜(2)和阴道口与尿道口,邻近的肌肉如球海绵体肌("阴道括约肌")及尿道括约肌。可见后面肛提肌的不同部分,髂尾肌(侧面,4)和耻骨尾骨肌(中线,3)。耻骨尾骨肌从浅表穿过尿生殖膈(沿尿生殖膈的浅表筋膜走行),并附着于耻骨弓。此图并未显示臀大肌骶棘韧带及骶结节韧带外观(1)。在左侧,闭孔肌分开闭孔窝,可见闭孔筋膜。(From Wallwiener D, Becker S, et al. Atlas of Gynecologic Surgery, Thieme Publishers: Stuttgart, 2014. Used with permission.)

对于女性来说,球海绵体肌覆盖在前庭球、前庭大腺的表面,向前延伸跨过阴道的两侧,最终附着在阴蒂体上。坐骨海绵体肌起源于坐骨结节及坐骨支,最终附着在阴蒂脚上。

肛门三角内有楔形的坐骨直肠窝,位于肛门的两侧,肛门三角有两个厚达 10cm 的大脂肪垫[23]。因隔着大脂肪垫不可能做出精确的诊断,所以需要从内部进行触诊和评估。脂肪垫在正常体温下呈液态,在排便时使直肠和肛门容易扩张。在坐骨直肠窝内的阴部神经、阴部内动脉及伴随的静脉走行在被称为 Alcock 管的筋膜间隙中。Alcock 管沿着耻骨下支向前走行,实际上是闭孔筋膜的延续[2,4]。

肛门外括约肌围绕着肛管的最低部分,其表面被皮肤所覆盖(图 2.21)。这里提到了肛门内括约肌是为了完整了解肛门括约肌的解剖,与肛门三角明显不同,肛门内括约肌和肛门外括约肌在机体排便机制中

共同发挥作用。像所有其他括约肌一样,肛门括约肌在松弛时处于闭合状态。除了排便及分娩时,这些括约肌依靠着静息张力来维持肛管的闭合[2,4]。

2.12 盆底肌肉[2,4]

由盆底肌肉所形成的吊床样结构称为盆壁,其由侧壁的闭孔内肌、后壁的两个梨状肌、前壁的耻骨和下壁的肛提肌及尾骨肌构成。盆底起源于由腹横筋膜的壁层筋膜所形成的鞘封闭。盆底肌肉在尿道功能、排尿排便控制、肛门、阴道下 1/3 和会阴体的支持、内脏器官支持、性功能等方面起着重要的作用[2,4]。

> **学习目标**
>
> • 讨论盆底肌肉与骶髂关节稳定性的相互影响。
> • 准确评估与盆底肌肉完整性相关的评价结果。
> • 准确标记盆底肌肉。

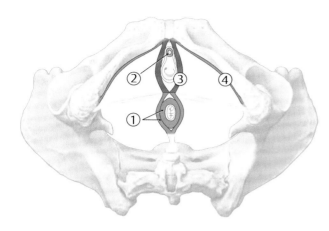

图 2.21　会阴括约肌。(From THIEME Atlas of Anatomy, General Anatomy and Musculoskeletal System,©Thieme 2005, illustration by Karl Wesker.)

盆底有三个不同方面的功能：
1.支撑内脏正常位置的作用。
2.控制排便及排尿作用。
3.增强性唤起及性高潮。

横纹肌鞘走行于尾骨的后面及闭孔内肌腱弓的侧面,并沿着耻骨上支的内表面向后走行,最终形成盆腔的下界。盆膈由两个部分组成,包括位于前-侧面的肛提肌部分及后侧的尾骨肌部分(图 2.22)。肛提肌由外侧的髂尾肌和前内侧的耻尾肌组成。髂尾肌起源于尾骨内侧面及被称为肛提肌板的中线腱膜。尾骨肌行经尾骨、骶骨下缘内侧,最终止于坐骨棘。耻尾肌起自尾骨和骶骨内侧面的中间部分、骶尾韧带的前端以及肛提肌板。这两个肌肉嵌入特定的肛提肌腱弓,它们本身附着在耻骨支内表面前面及坐骨棘后侧之间。肛提肌腱弓向深处走行至闭孔内肌、骨盆边缘髂耻线及闭孔管侧部以下。耻尾肌包括一部分耻骨直肠肌和耻骨直肠悬带的肌肉(图 2.23)。耻骨直肠悬带起于耻骨体后表面,覆盖肛门直肠裂隙,起着控制排便的作用。

盆膈的肌肉分为三层(图 2.24),每层肌肉深度大约相当于可触及的关节深度。第一层,尿生殖三角,由会阴浅横肌、坐骨海绵体肌及球海绵体肌组成,所包括的结构有尿道、阴道下段、外阴、阴阜、大阴唇、小阴唇、阴蒂、前庭球及巴氏腺。第二层,也称为泌尿生殖膈,由尿道括约肌、会阴深横肌及逼尿肌组成,局部结构包括巴氏腺、尿道、会阴膜及阴道。第三层,也称为盆膈,由肛提肌(耻尾肌、髂尾肌和坐尾肌)、闭孔内肌、髂尾肌/尾骨肌组成,局部结构包括肛提肌腱弓、闭孔筋膜、骶结节韧带及骶棘韧带(SSL)。

女性盆膈在结构上与男性相似, 都有大的前裂隙,不同之处在于：女性盆膈含有阴蒂背深静脉、尿道和阴道；而男性盆膈则含阴茎背深静脉及尿道。

胚胎学研究证实, 耻骨直肠肌是肛提肌的一部分。髂尾肌及耻骨尾骨肌原基(一种组织或器官在其可识别的早期发育阶段)没有区别[24]。根据 Barber 等人的研究：肛提肌并不受阴部神经支配,神经直接从根部分布至盆底的上表面。尽管该研究只评估了女性,但这已经在人体神经传导研究中得到证实,并且通过解剖进行了验证[25]。这与其他资料所得出的结论相反,后者认为肛提肌受到阴部神经及S3~S5 神经分支的双重支配。

穿过盆膈的器官包括直肠、尿道和阴道。最靠后的是直肠,由被称为耻骨直肠肌的肌肉束包绕,该肌肉起源于耻骨体后侧,向后走行穿过直肠后,加入对侧肌肉中。耻骨直肠肌汇入肛门外括约肌,形成围绕直肠的悬带,在肛门-直肠交界处形成弯曲。

耻骨直肠肌明显不同于位于耻骨体后侧的坐骨直肠肌。但是,耻尾肌在比耻骨直肠肌更高的平面后通过,并插入到尾骨的前表面。虽然耻尾肌总体上是往后走行于尾骨前,但是其有一部分肌肉因进入其他的组织结构中而被另外命名。例如,有一部分肌肉进入尿道括约肌(男性进入前列腺,女性则进入阴道,无论男女都进入会阴体及直肠)。

髂尾肌属于肛提肌的一部分,起自坐骨棘和被称为腱弓的闭孔内肌的内筋膜组织束,这一肌肉向后延伸至尾骨的末端。

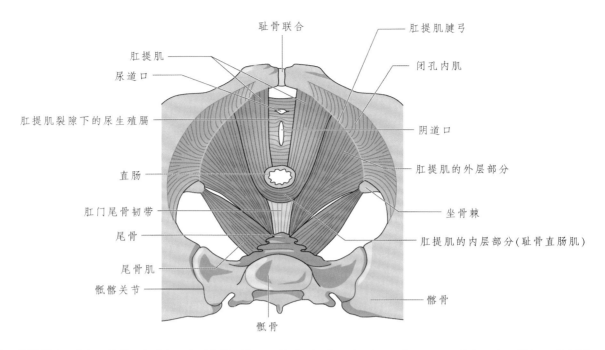

图 2.22 盆底肌肉。(From Faller A, Schuenke M. The Human Body: An Introduction to Structure and Function, Thieme Publishers, Stuttgart: 2004. Used with permission.)

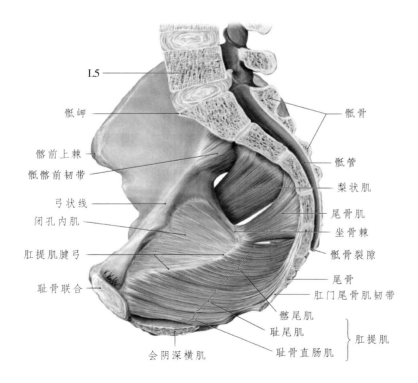

图 2.23 盆底肌肉组织,纵切面观。(From THIEME Atlas of Anatomy, General Anatomy and Musculoskeletal System, ⓒThieme 2005, illustration by Karl Wesker.)

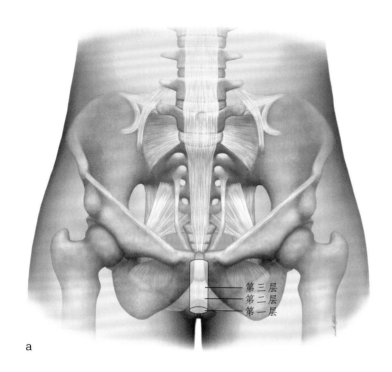

a

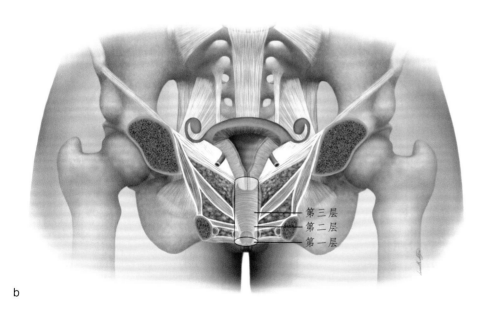

b

图 2.24　可扪及的盆底肌肉的三层结构。

尾骨肌与肛提肌一起组成盆膈，位于骶棘韧带前表面，其在侧面附着于坐骨棘，向后则附着于尾骨，由 S3 和 S4 神经支配[2,4]。

对盆底肌肉相互关系及其对骨盆、盆底作用的充分理解，对于临床医生评估患者盆腔疼痛具有重要意义。盆腔疼痛患者的髋股关节及肌肉系统产生代偿性限制是很常见的[4]。

梨状肌及闭孔内肌具备双重功能：运动及维持盆底的稳定性。由于它们起自骨盆的内表面，尤其是闭孔内肌作为盆底侧面的起始部位，通过一或两个肌肉对维持盆底张力起着直接作用[4]。

闭孔内肌起自闭孔小孔的内侧缘，穿行于坐骨小孔，最终汇入股骨大转子(图2.25)。梨状肌源自骶骨翼内表面的下部，穿过坐骨大孔离开骨盆，汇入大转子闭孔内肌上方。体表的神经分布来自骶腰丛的分支[4]。

梨状肌为大腿强壮的侧向旋转肌肉，该肌肉覆盖S2、S3和S4的侧面部分及每个椎体骨盆孔的侧面。其起自于盆腔骶骨的表面，梨状肌通过坐骨大孔离开盆腔并附着于股骨大转子最浅表点的中部，梨状肌受S1和S2神经穿过骶丛的小分支支配[4]。

闭孔内肌起自于盆底闭孔膜、坐骨、部分髂骨以及闭孔窝的侧面，虽然起始部位比较广泛，但是肌肉逐渐变成狭窄的肌腱以穿过坐骨小孔，跨过坐骨体表面到达坐骨结节，附着于股骨大转子内侧。吉氏肌起自坐骨体的后面，走行于闭孔内肌肌腱的侧面(上孑孓肌起自坐骨棘，下孑孓肌起自坐骨结节)，汇入闭孔内肌肌腱，两种孑孓肌的作用是侧向旋转。闭孔内肌起自闭孔膜，最初向侧边走行，在坐骨外侧急转，旋转将近90°，闭孔内肌受S1和S2神经通过骶丛的小分支支配，盆膈大部分附着于闭孔内肌筋膜[4]。

闭孔外肌起自围绕在闭孔周围的骨骼以及闭孔膜的前或外表面。正如闭孔内肌一样，闭孔外肌汇聚成细小的肌腱越过坐骨，穿过股骨颈后表面，再进入股骨转子窝。闭孔外肌的主要功能是使大腿侧旋，受闭孔神经支配[4]。

2.13 盆底韧带[4]

骨盆及骨盆环有一系列的韧带支持，其中一些韧带为局部肌肉提供附着部位起着辅助作用。从前面来看(图2.26)，有一对腹股沟韧带穿行于髂前上棘(ASIS)到同侧耻骨结节，其形成内斜肌腱膜的下界，也是腹股沟管的底部。

从后面来看(图2.27)，有一对髂腰韧带及骶髂韧带，它们有助于维持骶髂关节的稳定性。前、后骶髂韧带分别覆盖前、后骶髂关节。

骶结节韧带及骶棘韧带从骶骨侧面穿过骶骨入口分别到达坐骨结节及坐骨棘侧面，这些韧带相当强壮，就像骨化了一样，这就为通过触诊来区分是骨骼还是韧带带来了困难。骶结节韧带与臀大肌、股二头

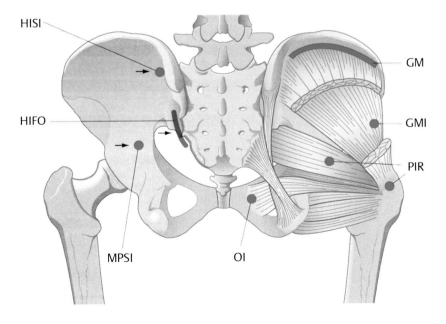

图2.25 后骨盆及臀部压痛点。注意：箭头点为触及的方向。GM：臀中肌；GMI：臀小肌；HIFO：高髂骨激惹点；HISI：高髂骨骶髂；MPSI：脊间骶髂点；OI：闭孔内肌；PIR：梨状肌。（From Carriere B, Feldt CM. The Pelvic Floor, Thieme Publishers, Stuttgart: 2006. Used with permission.）

肌长头、髂尾肌及骶棘韧带广泛连接。垂头(髂骨相对于骶骨的前旋转)导致骶结节韧带张力增加,而对侧的垂头则会导致其张力下降。反之,骶棘韧带将限制垂头(髂骨相对于骶骨的后旋转)。从后面看,骶结节韧带与骶棘韧带相互交叉,骶结节韧带更靠后侧,比骶棘韧带长。骶髂韧带背部与骶髂韧带骨间的间隙很大,足以容纳骶神经背支及血管。

学习目标

● 记住骨盆的韧带。
● 认出骨骼模型上骨盆韧带的位置。

　　骶髂后长韧带起自骶中间嵴,其下部起自骶外侧嵴[26],表面纤维几乎垂直走行于 S3 和 S4 横结节至髂后上棘及髂嵴的内端,起着限制下垂的作用。髂腰韧带起自于 L4 和 L5 横突,并附着在从 L5 横突至髂嵴、骶骨的位置上。由椎间盘病变所致的微小畸形可导致明显疼痛。骶棘韧带隔开大的坐骨切迹形成坐骨大孔,而骶结节韧带则形成坐骨小孔的上缘。

　　目前已经发现骶结节韧带位于髂后上棘、骶骨下部及尾骨上部之间。其纤维斜行向下、两外侧至坐骨结节内侧缘。臀大肌、胸腰筋膜、多裂肌、股二头肌长头有带状起源。其功能是限制下垂。骶髂前韧带为骶髂关节提供前稳定性,易被触及和治疗(利用第 5 章所描述的触诊技术)。有研究发现,该韧带是造成患者持续性腰骶部疼痛及骶髂关节功能障碍的常见原因。

　　浆膜下筋膜在盆底加厚形成子宫韧带(前面膀胱子宫韧带,后面子宫骶韧带,侧面宫颈横韧带、Mack-enrodt 韧带、主韧带)对子宫及阴道起支撑作用(图 2.28)[2,4]。子宫底侧壁与膀胱底之间走行的浆膜下筋膜带增厚,形成膀胱子宫韧带。在子宫底与骶骨之间走行的肌纤维及浆膜下筋膜带增厚形成子宫骶韧带,子宫骶外侧皱褶形成直肠侧窝的侧界。走行在阔韧带根部的浆膜下筋膜增厚形成宫颈横韧带,并在骨盆骶腰关节区、腰大肌表面连接子宫体部侧壁。为子宫提供血供的子宫动、静脉起自髂内动、静脉。肛提肌纤维、盆膈、会阴横肌及会阴体支撑子宫。

　　尿道起自膀胱底部,将尿液排至体外。男性尿道由以下三部分组成:尿道前列腺部、尿道膜部和尿道海绵体部。而女性仅由尿道膜部组成,其相当于男性前列腺部及尿道膜部的长度之和。浆膜下筋膜支持着膀胱底部[2,4],其在男性膀胱两侧增厚形成耻骨前列腺韧带,在女性为耻骨膀胱韧带。它们常常被称为假韧带,包括脐内侧韧带,由脐内侧皱褶覆盖。

(张峻霄　译校)

2.14 神经学[2,3,4,27,28]

　　了解神经系统的起源和功能有助于医生理解患者疼痛的原因以及疼痛是如何牵涉到其他部位而非原发部位[1-4]。

　　中枢神经系统主要包括大脑和脊髓。两者协同控制机体的内环境和活动。这种控制作用是通过许多神经柱和神经索将肌肉、内脏、关节等部位的信息传递给中枢神经系统来实现的。

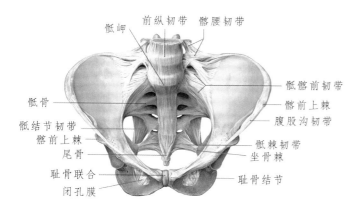

图 2.26　骨盆韧带前面观。(From THIEME Atlas of Anatomy, General Anatomy and Musculoskeletal System, ©Thieme 2005, illustration by Karl Wesker.)

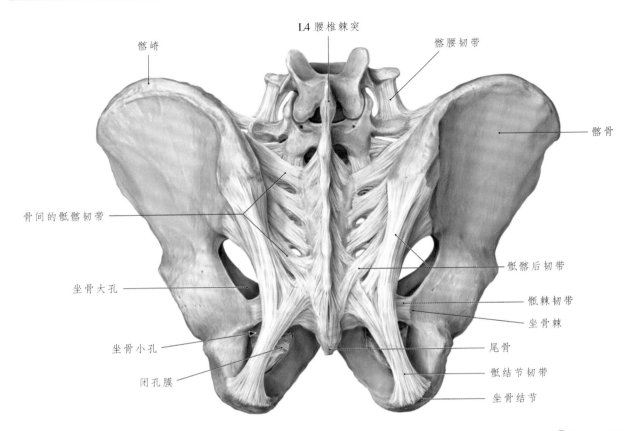

图 2.27 骨盆韧带后面观。(From THIEME Atlas of Anatomy, General Anatomy and Musculoskeletal System, ⓒThieme 2005, illustration by Karl Wesker.)

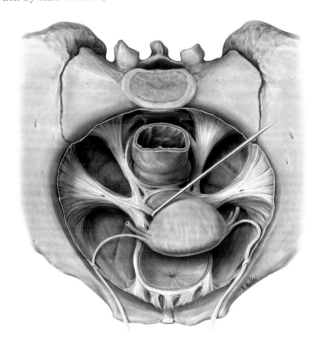

图 2.28 内脏韧带。(From Atlas of Anatomy, ⓒThieme 2008–2012, illustration by Karl Wesker.)

背柱传递皮肤书写觉、两点辨别觉、位置觉以及内脏痛觉;局部脊髓切开术被证明可有效减轻顽固性盆腔癌痛(图 2.29)[27,28]。内脏对机械和化学刺激的感觉通过背侧柱以躯体皮层定位的方式传递[29,30]。相反,当背侧柱或薄束核中部受到机械刺激时,人体会感觉到骶部和会阴难以忍受的疼痛。子宫和阴道扩张引起的疼痛活动发生在背侧柱核内,这种活动可由髓鞘初级传入纤维从背侧柱直接上传并激发背柱核,也可通过突触后背侧柱通路介导。背侧柱通路起源于第 3 层和第 10 层细胞。与脊髓丘脑束细胞相反,突触后背侧

学习目标

- 牢记与患者盆腔和内脏疼痛有关的神经结构。
- 运用神经解剖学知识比较患者的临床表现。
- 解释患者疼痛的原因（当疼痛与神经结构有关时）。

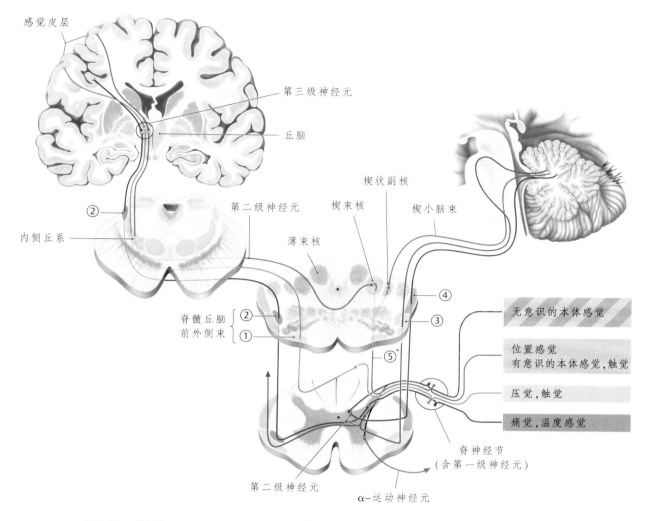

图 2.29　背侧柱。(From Atlas of Anatomy, ©Thieme 2008–2012, illustration by Karl Wesker.)

柱细胞受 5-羟色胺活性神经纤维支配。

作用于皮肤的触觉小体、默克尔细胞、鲁式神经末端以及环层小体的刺激可激发动作电位,其通过脊神经后根神经节进入与受刺激皮区相应水平的背柱。脊髓内痛觉投射神经元将信息传递至脑干、间脑(包含丘脑、导水管周围灰质、臂旁核区域和延脑网状结构)、下丘脑边缘结构以及杏仁核和隔核。

脊髓初级传入神经元(如背根神经节)的细胞体、突触起自脊髓背柱水平。沿途经过背柱、脊髓丘脑内束和侧束。"侧束系统"包含脊髓丘脑侧束及其高级投射,并可以对感受器感知到的疼痛位置和强度信息进行处理。

临床要点

莫氏结节:脊柱终板骨折

- 最常发生于 T8~L2 之间。
- 最初的"深部疼痛"随时间推移而逐步减轻。
- 可以在 10 年或更久之后才表现出症状。
- 可能是导致盆腔疼痛和功能障碍的原因之一。
- 胚胎的多种内脏结构起源于 T8~L2 之间。

腹下神经是由节前交感纤维以及由胸、腰和骶不同的内脏传入纤维组成(图 2.30)。来自盆腔内脏神经的副交感神经连接上、下腹的下神经丛。上腹下神经丛起自 T10~L2 之间,为盆腔内脏提供节前交感纤维。

图中标注:

感觉皮层
第三级神经元
丘脑
楔状副核
楔束核
楔小脑束
薄束核
第二级神经元
内侧丘系
脊髓丘脑前外侧束
无意识的本体感觉
位置感觉 有意识的本体感觉,触觉
压觉,触觉
痛觉,温度感觉
脊神经节(含第一级神经元)
第二级神经元
α-运动神经元

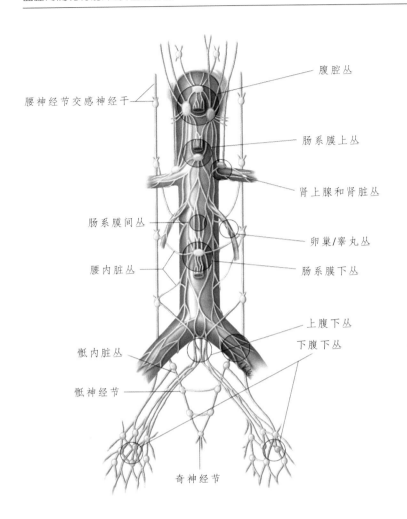

腹腔丛

腰神经节交感神经干

肠系膜上丛

肾上腺和肾脏丛

肠系膜间丛

卵巢/睾丸丛

腰内脏丛

肠系膜下丛

上腹下丛

骶内脏丛

下腹下丛

骶神经节

奇神经节

图 2.30 胸腰骶神经丛。(From Atlas of Anatomy, ⓒThieme 2008–2012, illustration by Karl Wesker.)

上腹下神经丛(骶前神经)包含交感神经纤维,支配输尿管、卵巢、髂总神经和下腹下神经丛。下腹下神经丛又分出三个额外的神经丛:直肠丛支配直肠,子宫阴道丛支配子宫、宫颈和阴道,膀胱丛支配膀胱和膀胱血管。该丛包含交感神经节和副交感神经节。此外,许多来自膀胱、子宫和低位直肠的传入神经通过这一区域后继续传至相应的背根神经节。来自子宫的疼痛常牵涉骶神经和 T12 神经支配的区域,造成腰部、耻骨、腹股沟或大腿前侧区域的疼痛[31]。

来自下腹下神经丛和子宫阴道丛的神经支配阴蒂、阴道和前庭大腺,多为副交感神经纤维,主要作用为扩张血管(图 2.31)。卵巢由自己的内脏神经支配,其副交感神经来自迷走神经,交感神经来自主动脉前丛神经。卵巢接受源自卵巢丛的神经支配,该内脏神经网络来自 T10~T11;疼痛感觉放射至 T10~T11 的皮

区。总体而言,起自任何盆腔器官的疼痛均可以放射至下腹壁、后腰下部、腹股沟和大腿前部区域。来自盆腔的三条神经痛觉通路经下腹下神经丛传递痛觉信息,下腹下神经丛被认为是"盆腔主要的自主中枢",负责将输出的交感信号和副交感信号整合[31]。

迷走神经是第 X 脑神经,支配除结肠远端 1/3 外的胃肠道。初级迷走神经传入神经元的细胞体位于结节状神经节,其在孤束核(NTS)与次级神经元建立突触联系,孤束核是迷走神经的主要感觉核。绝大部分信息经其被传递至脑桥臂旁核(PBN),神经纤维从此处经丘脑腹后内侧核上行至内脏感觉皮质区,并传递至大脑调控兴奋和情感的区域,包括下丘脑、杏仁核和前扣带皮层。感觉信息同长期记忆、内外感知刺激的情绪信息一同被进一步加工处理。

外周神经系统使附属结构能够与中枢神经系统

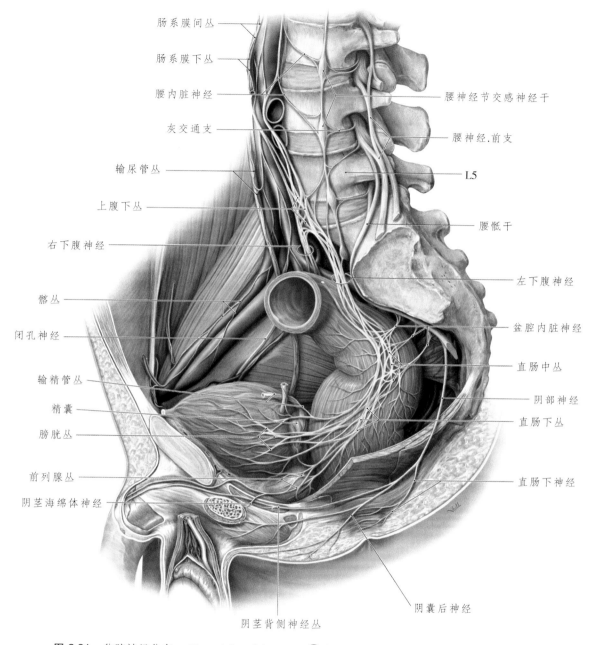

肠系膜间丛

肠系膜下丛

腰内脏神经

灰交通支

输尿管丛

上腹下丛

右下腹神经

髂丛

闭孔神经

输精管丛

精囊

膀胱丛

前列腺丛

阴茎海绵体神经

阴茎背侧神经丛

腰神经节交感神经干

腰神经.前支

L5

腰骶干

左下腹神经

盆腔内脏神经

直肠中丛

阴部神经

直肠下丛

直肠下神经

阴囊后神经

图 2.31　盆腔神经分布。(From Atlas of Anatomy, ©Thieme 2008–2012, illustration by Markus Voll.)

进行信息交流：传入神经将信息传递至中枢神经系统，传出神经将信息从中枢神经系统传递至相应的效应细胞、肌肉和腺体(图 2.32)。传出神经进一步分为躯体神经系统和自主神经系统。躯体神经系统支配皮肤、关节和肌肉，负责传递自主运动控制的信息。自主神经系统(ANS)负责控制不自主的活动，包括心肌功能、平滑肌功能和腺体活动(图 2.33)。自主神经系统(ANS)可再进一步分为交感神经和副交感神经。

交感神经系统主要负责在应激环境下调动机体资源，出现逃逸或搏斗反应。交感神经系统也被称为胸腰系统[3,4]，起源于脊髓 T1~L2 区域中间外侧灰柱，可减少消化分泌、增加心率和收缩血管。交感神经轴

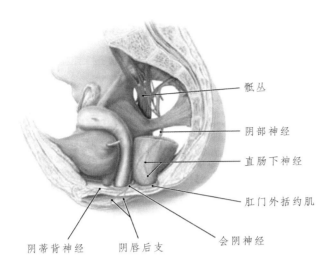

骶丛

阴部神经

直肠下神经

肛门外括约肌

会阴神经

阴蒂背神经　阴唇后支

图 2.32　盆腔神经分布。(From THIEME Atlas of Anatomy, General Anatomy and Musculoskeletal System, ⓒThieme 2005, illustration by Karl Wesker.)

突以小束的形式穿出脊髓孔,称为白交通支,与一系列神经节连接,从而形成神经节链,一个神经节对应一个神经根水平。支配头、颈、心、气管、支气管、盆腹腔内脏、会阴的腺体和平滑肌细胞的交感神经来源于专门的内脏神经,这些内脏神经源自神经节链,根据其控制的不同部位命名。

通过椎前神经节支配腹腔、盆腔和会阴脏器的内脏神经分布于目标脏器内。有许多术语可用来命名这些主动脉前神经节:腹腔、肠系膜上、主动脉肾以及肠系膜下神经节。这些主动脉前神经节由来自特定内脏交感神经的节前纤维支配。这些内脏交感神经直接发自胸腰水平的神经节链,沿脊柱下行,穿过横膈进入腹腔。内脏大神经是内脏神经的分支,位于 T4/5~T9 水平,通过特殊的横膈孔进入腹腔,通过腹腔神经节支配外周交感神经元。这些神经调控前肠区域(从口腔到十二指肠)的肠神经系统,同时也发出交感神经支配肾上腺髓质。内脏小神经由起自 T11 和(或)T12 的节前纤维构成,支配主动脉肾神经节内的外周交感神经元,后者发出节后纤维伴随动脉进入并支配肾脏和肾上腺。内脏小神经调控中肠(十二指肠到横结肠的约 2/3 区域)的肠神经系统。腰内脏神经起自 L1 和 L2,有时也起自 L3,通过肠系膜下神经节支配外周交感神经元。来自神经节的纤维伴随肠系膜下动脉分

支,支配剩余的 1/3 段横结肠、降结肠、乙状结肠、直肠和盆腔脏器。盆腔内脏神经起自 S2~S4,支配后肠。盆腔内脏神经进入它们相应的腹下神经丛,腹下神经丛位于直肠壁两侧。盆腔内脏神经参与调节膀胱和直肠的排空,也传递来自阴蒂和阴茎的性兴奋信息[3,4]。

副交感神经系统的作用是对抗交感神经系统的生理效应,包括:刺激消化液分泌、降低心率、收缩瞳孔、扩张血管、增加肠道和腺体活动以及松弛括约肌。副交感神经系统起源于脑干和脊髓的较低部位。中枢神经元位于脑干,与第Ⅲ、Ⅶ、Ⅸ、Ⅹ脑神经以及脊髓 S2~S4 水平灰质相联系,被认为是真正的"颅-骶系统"。与交感神经系统的神经节沿脊柱呈链状排列不同,副交感神经节位于靶组织之内。正常排尿、排便和性功能都被起自 S2~S4 的副交感神经所控制。盆腔副交感神经系统位于盆腔内脏神经内,后者起自骶髓[3,4]。

支配前腹壁、侧腹壁至阴阜水平的神经起自第 7 到第 11 肋间神经(T7~T11)、肋下神经(T12)以及源自腰丛 L1 分支的髂腹下神经和髂腹股沟神经(图 2.34)。来自 T7 的分支支配前腹壁至剑突水平,来自 T10 的分支支配脐水平,来自 L1 的神经分支支配阴阜水平。机体后部 T10 和 T11 的分支支配下腰部区域和骶上半区域;来自肋下神经和髂腹下神经的外侧皮束支配臀部区域[32]。

临床要点

在评估患者盆腔疼痛时,医生应记住外周敏感的概念。一个皮肤感觉区可以放射至另一个皮肤感觉区,通常需要治疗一个脊髓节段,否则可能无法解决患者反映的局部疼痛。

单神经病是慢性腹-盆腔疼痛最常见的类型[13]。由于异常的人体力学和(或)局部损伤(运动、交通事故、创伤、手术),外周神经在穿过韧带或筋膜带时可能因机械压力或缺血造成损伤。外周神经系统的任何分支都可能被累及,最常见的是髂腹下神经和髂腹股沟神经[3,4]。

腰丛,即 L1~L4,向下腹壁和大腿提供躯体神经。

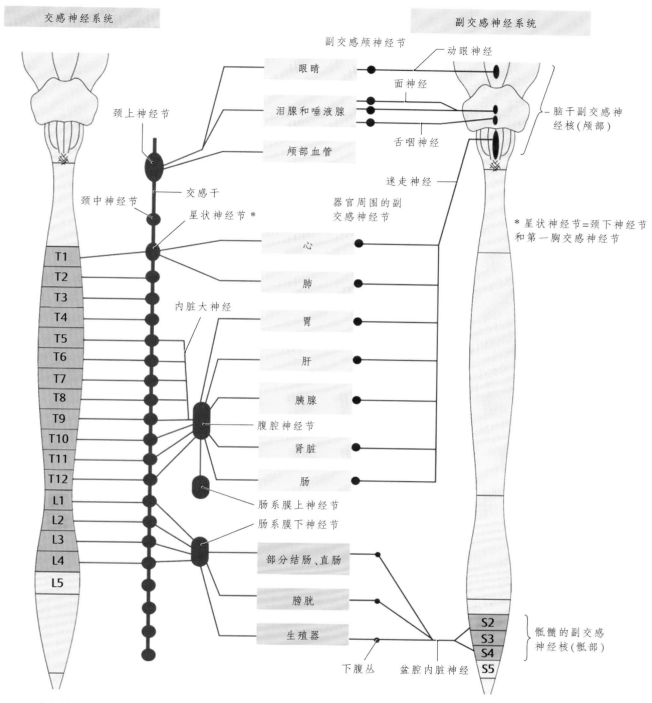

交感神经系统

副交感神经系统

副交感颅神经节　　　动眼神经

眼睛

面神经

泪腺和唾液腺

颅部血管

舌咽神经

脑干副交感神经核(颅部)

颈上神经节

迷走神经

颈中神经节

交感干

器官周围的副交感神经节

星状神经节 *

* 星状神经节=颈下神经节和第一胸交感神经节

心

肺

内脏大神经

胃

肝

胰腺

腹腔神经节

肾脏

肠

肠系膜上神经节

肠系膜下神经节

部分结肠、直肠

膀胱

骶髓的副交感神经核(骶部)

生殖器

下腹丛　　盆腔内脏神经

图 2.33　自主神经系统。(From THIEME Atlas of Anatomy, General Anatomy and Musculoskeletal System, ⓒThieme 2005, illustration by Markus Voll.)

腰骶丛的分支包括髂腹下神经、髂腹股沟神经(L1)、生殖股神经(L1~L2)和闭孔神经(L2~L4)。髂腹下神经支配耻骨上方的皮肤，包括阴阜和相邻的腹横肌、腹内斜肌。髂腹股沟神经从尾部向髂腹下神经延伸，沿途支配阴阜、大阴唇前部和大腿内侧。股外侧皮神经(L2~L3)传递从股外侧肌肉、股前外侧直至膝盖部位

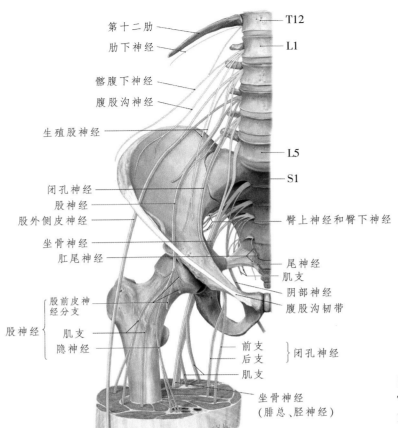

图 2.34 腹前、外侧及大腿的神经分布。(From THIEME Atlas of Anatomy, General Anatomy and Musculoskeletal System, ©Thieme 2005, illustration by Karl Wesker.)

图中标注：

第十二肋
肋下神经
髂腹下神经
腹股沟神经
生殖股神经
闭孔神经
股神经
股外侧皮神经
坐骨神经
肛尾神经
股前皮神经分支
股神经 { 肌支
隐神经 }
坐骨神经（腓总、胫神经）

T12
L1
L5
S1
臀上神经和臀下神经
尾神经
肌支
阴部神经
腹股沟韧带
前支
后支 } 闭孔神经
肌支

的感觉信息，同时也传递髂窝壁层腹膜的感觉信息。该神经起自 T11~L1，出现于腰大肌外上侧，与 T12 神经伴行，位于腰方肌前方，在髂嵴分为髂神经和腹下神经，支配下腹部和耻骨上皮肤。肌肉分支支配腹横肌、腹内斜肌和腹外斜肌。该神经起于 T12 和 L1 神经根，与髂腹下神经伴行至腹股沟管，然后穿过腹外环或环外柱[3,4]。

生殖股神经起自 L1~L2，主要为感觉神经，穿行于腹腔筋膜层内，在 L3~L4 水平穿过腰肌和筋膜，在腹股沟韧带远端分为生殖支和股支两个终末支。生殖支（主要为 L1）和圆韧带一起横穿腹股沟管到达大阴唇。股支（主要为 L2）支配大阴唇、腹股沟区和大腿内上侧的感觉。

股外侧皮神经起自 L2~L3 神经纤维，向下经过髂肌表面，穿过髂窝，穿行于髂筋膜下方，延伸至阔筋膜张肌，进一步分为前后终末支，支配大腿前外侧和后侧。

闭孔神经起自 L2~L4，偶有 L1 和 L5 的神经参与，其根部位于腰大肌内，向下穿行至盆腔前侧方、闭孔血管上方，最后分为前后终末支以及闭孔外肌支。闭孔神经（L2~L4）支配内收肌和大腿中部皮肤区域。

股神经（L1~L4）是腰丛最大的分支，支配股四头肌、缝匠肌和耻骨肌。皮支支配大腿的中部及前部、腹股沟、髋部和膝关节[3,4,13]。

大腿和阴阜的皮神经来自生殖股神经（L1~L2）。

骶丛（L4~S4）支配肛提肌、闭孔内肌、尾骨肌、梨状肌、孖肌和股方肌。臀上/下神经、阴部神经、股后皮神经以及坐骨神经均起自骶丛。坐骨神经（L4~S3）支配腘绳肌和腓肠肌，腓侧分支为小腿外侧皮部提供神经支配。

阴部神经起自 S2~S4 神经根，穿行于梨状肌和尾骨肌之间，经过坐骨神经下方的坐骨大孔穿出骨盆。然后伴随阴部内动脉和神经穿过骶棘韧带基底部，进入坐骨结节中下部闭孔筋膜内的筋膜隧道（Alcock 管）。然后分为终末支：会阴神经和阴蒂背神经。阴部神经根离开 S2~S4，在盆腔表面的开孔汇合形成固有神经。之后从坐骨大孔离开盆腔，再经坐骨小孔进入会阴，不穿过盆膈而抵达靶器官。阴部神经支配外生殖器感觉，包括躯体传入和传出神经纤维、交感和副交感传出纤维以及内脏传入纤维。

肛尾神经支配尾骨到肛门之间区域会阴的感觉。直肠下神经皮支支配肛门的感觉，股后皮神经会阴支支配大阴唇外侧区域，会阴神经分支支配阴唇内侧区域（图 2.35，表 2.2）。

临床要点

在检查外周感觉时务必记住图 2.35。

2.14.1 盆底神经解剖学[3,4,13,27,28]

腰骶椎接受来自骨盆、下腹部和阴部神经的感觉输入，这些感觉传入信息传递到腰骶部脊髓的灰质后角以及内侧、中央和外侧灰质。存在于脊髓中央灰质区的中间神经元和腰骶段的中外侧细胞柱进一步进行信息交流。上行感觉束（脊髓丘脑背柱和脊髓网状侧柱）的功能则是将信息传递到丘脑和脑干的脊髓中心。

盆腔传出神经和腰骶部脊髓反射的中间神经元均起源于脑干，包括副神经细胞核、中缝苍白核和蓝斑。中脑导水管周围灰质与脑干和调节性行为的下丘脑区紧密联系，不仅在疼痛的下行调节中发挥作用，同时也作为疼痛信息上传至中脑的中继站。

临床要点

生殖器受两组初级传入纤维支配，这两组神经纤维投射至神经轴的不同区域。

- 盆神经（S2~S4）：
  - 外生殖器。
  - 下 1/3 的阴道和直肠。
- 经过腹下神经丛的内脏神经（T5~L2）：
  - 内生殖器。
  - 上 2/3 的阴道和直肠。

内脏神经系统有相对应的传入支（ANS）和传出支。自主传出神经系统是内脏平滑肌和腺体的运动神经系统，由交感神经和副交感神经纤维组成，这些神经纤维分布于尿道、膀胱、输尿管、阴道、子宫颈、子宫、输卵管、卵巢、乙状结肠、直肠、肛管、腹膜和局部脉管系统。传入神经系统将有害性刺激以及来自腹壁、盆腔脏器和内脏腹膜的感觉传递到脊髓。当牵拉、过度充盈、缺血或者内脏肌肉痉挛时，内脏包膜即会产生疼痛感觉。

（王超 译 陈晓军 校）

2.15 盆腔疼痛和伤害刺激

国际疼痛研究协会对疼痛的定义是："一种不愉快的感觉和情绪体验，与实际或潜在的组织损伤有关。"这一定义的意义在于疼痛的描述永远都是主观性的，实际上检查者很难注意到患者是否正在承受不适或痛苦。当我们讨论盆腔疼痛时，之所以觉得复杂，是因为内脏痛和盆腔疼痛并不能像躯体痛那样准确地反映组织损伤的程度。

伤害感受是指身体对组织损伤或者组织损伤前兆的一种生理反应。人体有两种类型的疼痛受体，当伤害性刺激存在时，能够激活这两类受体。一类是低阈值感受器，这类感受器主要与诱发刺痛感的快速型（有髓）A-δ 纤维有关。另一类是高阈值感受器，这类感受器主要与诱发烧灼痛和钝痛的慢速型（无髓）C-纤维有关。这类组织在受到刺激时，也会对感知的有害性刺激产生效应。肌肉的疼痛感受器受到电流刺激时，会产生刺痛感；而内脏的疼痛感受器受到电流刺激时，则会产生"饱胀和恶心"的模糊感觉。只有电流刺激增大到一定程度时，内脏才会有疼痛感[33]。包括丘脑、前扣带回皮质（ACC）、岛叶皮质（IC）和躯体感觉皮质在内的棘上区域，通过脊髓灰质后角传递来自传入神经元释放的包括谷氨酸、P 物质和 N-甲基-D-天冬氨酸（NMDA）在内的神经递质，来感受内脏疼痛感，进而调节突触后反应。在无周围性疼痛刺激的情况下，疼痛也可由中枢痛觉通路激活而引发，这就是所谓的中枢性疼痛。中枢性疼痛通常与模拟感知的情感

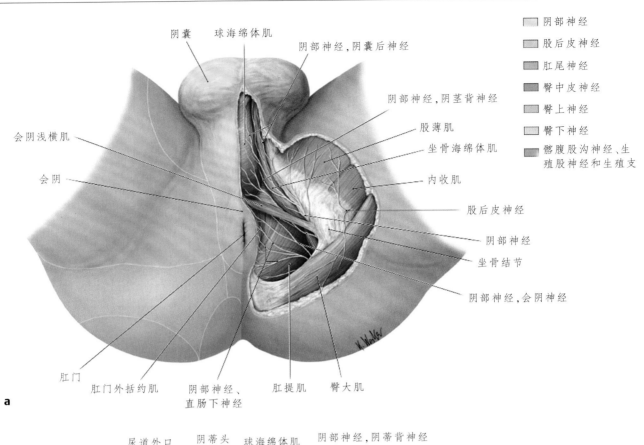

阴囊　球海绵体肌　　阴部神经,阴囊后神经

阴部神经,阴茎背神经
股薄肌
坐骨海绵体肌
内收肌
股后皮神经
阴部神经
坐骨结节
阴部神经,会阴神经

会阴浅横肌
会阴

肛门
肛门外括约肌　阴部神经、　肛提肌　臀大肌
　　　　　　　直肠下神经

阴部神经
股后皮神经
肛尾神经
臀中皮神经
臀上神经
臀下神经
髂腹股沟神经、生殖股神经和生殖支

a

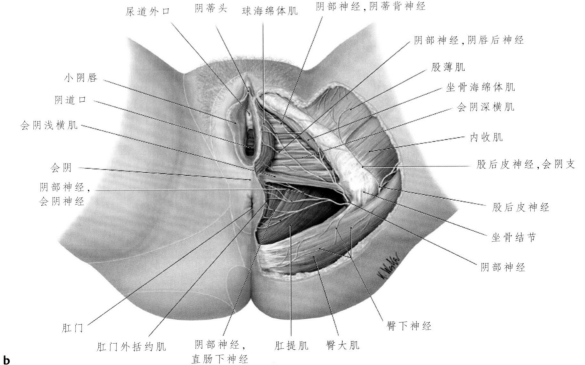

尿道外口　阴蒂头　球海绵体肌　阴部神经,阴蒂背神经

阴部神经,阴唇后神经
股薄肌
坐骨海绵体肌
会阴深横肌
内收肌
股后皮神经,会阴支
股后皮神经
坐骨结节
阴部神经

小阴唇
阴道口
会阴浅横肌
会阴
阴部神经,
会阴神经

肛门
肛门外括约肌　阴部神经,　肛提肌　臀大肌　臀下神经
　　　　　　　直肠下神经

b

图 2.35　躯体与皮肤的神经分布 [82]。（From THIEME Atlas of Anatomy, General Anatomy and Musculoskeletal System, © Thieme 2005, illustration by Karl Wesker.）

表 2.2　躯体和皮肤神经分布

躯体/皮肤区域	神经支配	脊髓起源
耻骨,阴阜	髂腹下神经	L1
阴阜,大阴唇前部,大腿中间	髂腹股沟神经	L1
从臀部到大腿前部的大腿外侧区域	外侧皮神经	L2 和 L3
股四头肌,缝匠肌,耻骨肌,大腿中部和外侧	股神经	L2~L4
大腿前上部和阴阜	生殖股神经	L1 和 L2
内收肌和大腿中部	闭孔神经	L2~L4
肛提肌,闭孔内肌,尾骨肌,梨状肌,孖肌和股四头肌	骶丛	L4 和 L5
臀部和髋部,腘绳肌,腓肠肌和下肢外侧下部	坐骨神经	S1~S3
直肠,肛提肌,尿生殖膈,阴蒂,外阴	阴部神经	

通路以及与焦虑、神经症、抑郁和癔症有关的疼痛认知相关[33]。

生理状态下,沉默性伤害感受器是无活性的。局部炎症能够激活这些感受器,从而引起自发放电并加强其对周围性刺激的敏感性。这些沉默性伤害感受器存在于关节的神经、上皮细胞以及内脏中。感受器对疼痛的反应程度与局部的炎症程度以及缓激肽、前列腺素、5-羟色胺和组胺等炎症介质的释放有关。组织损伤也能够激活这些沉默性伤害感受器（在机体组织中呈休止状态）。刺激的强度越大,敏感性越强,最后导致痛觉过敏。痛觉过敏是指当持续性刺激存在时,无论这个刺激的程度有多弱或多强,损伤的组织再次受到伤害性刺激时,所出现的一种更剧烈的疼痛感。在机体处于痛觉过敏的状态时,受损组织对于正常状态下无害的刺激也会出现应答反应,这就是所谓的痛觉超敏。

痛觉超敏是机体针对无害性刺激所产生的无法忍受的疼痛感,这是由于背侧神经节及其中央分支中的神经肽（如甘丙肽）和血管活性肠肽分泌增多,从而引起 P 物质、生长抑素和降钙素基因相关肽的下调。施万细胞的进一步损伤将导致神经营养素及其受体的信使核糖核酸（RNA）的增加,从而导致交感神经节后轴突伸入背根神经节,包绕自身的细胞体。另外,如果外周神经纤维损伤至较大的有髓传入神经时,能够使传入神经向内生长至脊髓 II 板层。上述这两种情况最终可导致痛觉超敏的发生[33]。

"上扬效应"一词是指中枢神经系统受到重复的伤害性刺激时,所出现的时间总和效应,它通常被患者称为渐进性疼痛,由多种因素介导,包括:组胺、缓激肽、肿瘤坏死因子、前列腺素、肾上腺素、腺苷、神经生长因子（NGF）和 5-羟色胺[34]。通常认为"上扬效应"是由于外周 C-纤维传入的疼痛信号所致,这是背侧角中枢致敏化的一个例子。持续性的痛觉信号输入将激活 NMDA 受体和 P 物质受体,引起脊髓的中枢痛觉过敏[35]。在人体中,"上扬效应"可以通过监测每单位伤害性刺激所引发疼痛感的上升程度与健康机体对伤害性刺激的反应进行对比评价[35,36]。

原发性痛觉过敏与受损部位疼痛感受器的反应变化有关;然而继发性痛觉过敏与中枢神经系统的神经元反应变化有关,通常发生于远离原发性受损组织的部位。伤害性刺激可由机械性刺激、热刺激以及化学刺激引发[28,33,35]。中枢神经元的这些变化与神经介质的释放有关,这些神经介质包括前列腺素、组胺、细胞因子、激肽和肽,它们的释放能够增加中枢神经系统的兴奋性或者引起继发性痛觉过敏。

"继发性疼痛"反映的是与中枢敏感化有关的脊髓神经元兴奋性增加[37-39],也就是我们平时所说的钝痛,与慢性痛的存在有关。通常认为,这是次级神经元的 NMDA 被激活从而将疼痛通过 C-纤维沿着脊髓背角传递的结果。NMDA 激活后,诱导脊髓背角神经元钙离子进入,进而激活一氧化氮合酶,合成一氧化氮,从而释放感觉神经肽 P 物质。P 物质的释放导致兴奋性阈值降低,激活静息的棘突间突触,使次级脊髓神经元敏感化[29,30]。

P 物质具有长效性,这可能是引起近端灰质后角

学习目标

- 描述病理性疼痛外周敏感化和中枢敏感化的区别。
- 明白跨系统效应在盆腔疼痛患者中的作用。
- 鉴别患者的疼痛来源于神经轴的哪一节段。

致敏化的原因。导致受体域的扩大以及非伤害性传入冲动的动态神经元激活实验结果表明,如果伤害性刺激以大于每3秒1次的频率[29,30]施加于一个受损区域,"上扬效应"就会出现。神经源性炎症是"上扬效应"的一个特征性表现,在外周神经系统和中枢神经系统中均可出现。骨盆的神经源性炎症主要是通过降钙素基因相关肽和P物质来调节,这些物质高表达于膀胱、远端结肠和生殖器官的传入神经元中[40]。前列腺炎、膀胱炎的诱导实验证实了渐进式肥大细胞脱颗粒现象以及感觉神经肽基因相关降钙素的存在。被激活的肥大细胞能够释放NGF,现已证实NGF是与盆腔疼痛有关的因子之一[41-44]。神经源性炎症以及NGF的释放均能够导致C-纤维致敏。NGF与感觉神经元上的受体结合后,能够促使神经肽(如P物质)和降钙素相关基因肽的生成[41-44]。当盆腔脏器中沉默的C-纤维被持续激活后,传入背角的有害性刺激就会增加。由此产生的生物化学改变能够引发疼痛并致使更强的神经病理性输出。由此引发的结果就是神经源性疼痛和盆底、腹肌的高张性[45,46]。当有害性刺激持续存在时,就会导致感受野的扩大,引起持续疼痛和疼痛过敏。

中枢性疼痛过敏是指由中枢神经系统信号放大所导致的对刺激的高反应性。尽管刺激并不一定达到能使中枢敏感化的强度,但是这种刺激能够调动机体的有害性反应机制。中枢敏感化是由于背侧角受到重复性或持续性的刺激而出现的可塑性变形所致[34,36,40,42-44,47]。

临床要点

理解可塑性变形在盆腔痛患者的评估和治疗中所发挥的重要作用。

中枢敏感化的一个典型例子就是肠易激综合征。当存在有害性直肠刺激和直肠痛时,患者会出现异常的脑电图激活模式[41-44]。中枢敏感化也受前脑活动度的影响,在前脑活动中,情绪和感知能够有效地使脊髓疼痛通路中的神经元敏感化。最终的结果就是症状持续存在,而这些症状又会被慢性活动障碍以及器官功能失调所强化[34,48,49]。

当有意识的过度关注使得位于延髓头端腹内侧区的经中脑导水管周围的灰质通路的抑制介质被破坏后,疼痛感会加剧。中枢神经系统的可塑性和随之而来的高敏感性能够改变人体化学、电生理学和药理学系统,导致痛觉过敏和痛觉超敏。

与躯体疼痛不同,内脏疼痛的一个独有特征是损伤或损害的严重程度并不能准确反应出病情的严重情况。内脏痛通常无法准确地定位,这主要是由于器官活动和自主神经反射[29,30]。内脏疼痛主要是由于扩张、嵌塞、缺血、炎症和肠系膜牵拉等因素所导致,而对切割和烧灼刺激并不敏感。

不同于躯体结构,内脏主要由两种初级传入神经纤维支配,这两种神经纤维投射至神经轴的两个不同区域。盆腔神经传入纤维起源于腰骶神经节,主要投射至骶骨,而内脏神经通过上腹下神经丛投射到T5~L2脊髓节段。外生殖器的刺激信号由骶骨副交感神经系统传导,而内生殖器的刺激信号由下腹、盆腔和迷走神经感觉纤维传导,这些神经纤维主要传递来自子宫和阴道的信息[50]。

内脏传入神经终止于脊髓背侧角Ⅰ、Ⅱ、Ⅴ和Ⅹ水平,占所有传入神经纤维的10%。内脏痛觉过敏是由于炎症和(或)一种黏性物质的反复刺激所引起的,可能与NMDA的释放有关。这种氨基酸主要起到激动剂的作用,类似于神经递质谷氨酸的兴奋作用。内脏-躯体痛觉过敏是在牵涉痛区域内躯体痛觉过敏的异源性过程,这可能由于中枢神经系统同一神经元的内脏和躯体传入神经相融合所引起的。大脑通常反应的是躯体症状,这是由于躯体比内脏受到的刺激更强[29,30,51,52]。大鼠实验表明,脊髓背侧角神经元接受来自痛觉过敏[30,51,52]和可塑性变形的肌肉持续性输入刺激时,的确会产生这样的变化。这一点在人类身上也可以得到证实,在损伤性和疼痛性刺激缓解时,机体却仍存在疼痛感。

内脏-内脏之间交互融合是一种黏性呈现的痛觉过敏传递给另一种黏性同源异体的情况,这两种黏性传导有共同的节段性神经支配。通过交感神经的内脏传入纤维到达脊髓的冲动会使机体产生一种不愉快的感觉,从而引发广泛的躯体和内脏运动神经元活动,进而产生弥漫性、定位性差的感觉体验。这常常导致内脏活动和内分泌增加,肌肉痉挛持续时间延长。在脊髓下段的所有神经元中,有40%~60%的神经元接受融合性的躯体和内脏神经信号输入,这两种信号在本质上都是伤害性的[53]。在临床上,这种现象的典型表现是,慢性盆腔痛的患者常常出现模糊性、弥散性的疼痛症状,同时牵涉不同结构,如:泌尿生殖结构、胃肠道结构和肌肉-骨骼结构。上述情况的出现主要是由内脏和躯体结构以及脊髓中存在无髓神经纤维或者髓鞘受损的有髓神经纤维所致[31,53]。

大量研究表明,女性内脏由T10~L1之间的神经相互支配[29,30,51,52,54,55,56]。临床上的跨系统效应有:膀胱炎,膀胱炎能够降低子宫收缩频率和药物对子宫的影响;结肠炎,会使患者的膀胱中出现炎症表现,而且膀胱的排尿阈值降低[34,40,57-60]。在脊髓中,能够接受两个或者更多盆腔器官的融合性神经传导冲动的神经元数量远远高于支配多器官的背根神经节细胞。例如,在脊髓腰骶段所有神经元中,有26%同时接受结肠和膀胱的传入神经冲动[40]。由于前庭、尿道和膀胱具有共同的胚胎起源,因此常常在盆腔痛患者中出现疼痛相互转化的模式[61-63]。

外周致敏,即外周神经系统敏感性增强,是由于长时间的局部炎症或存在组织损伤所导致的内脏传入神经慢性痛觉过敏。痛觉过敏区域之所以对无害性刺激产生反应的原因在于沉默受体的激活。炎症介质释放,降低受体局部放电阈值,从而促进有害性刺激的传递;外周致敏作用在有害性刺激去除后仍能长期存在。临床上很重要的一点是,因为头皮、阴阜以及阴囊中比其他部位含有更多的表皮干细胞[64-66],所以上述部位在接受同等刺激时会比其他部位出现更显著的感觉。Tympanidis等人进一步证实了在外阴痛患者

真皮乳头内的免疫应答细胞中,蛋白基因产物PGP 9.5无论是密度还是数量均明显高于对照组[66]。

外周伤害感受器的信息通过感觉轴突传递至脊髓,这些轴突的细胞体主要存在于脊髓灰质中。在脊髓中,这些轴突与次级脊髓神经元突触相联系,从而将信息传递至脊髓(图2.36)。

2.15.1 总结

盆腔疼痛在很大程度上是由周围神经系统和中枢神经系统的神经源性炎症所引起的。这个前提对于临床治疗盆腔疼痛患者至关重要[36,41-43]。医生需要理解中枢性致敏、外周性致敏以及中枢与外周交互融合,因为这是为他们后续提出合理化治疗方案所必需的。

2.16 功能整合

下面,我们来了解一下盆底解剖学和肌肉组织的

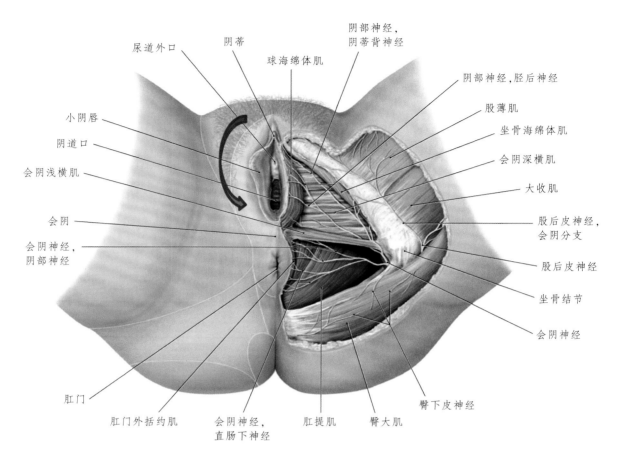

阴部神经，
阴蒂背神经

阴蒂

球海绵体肌

尿道外口

阴部神经, 胫后神经

股薄肌

坐骨海绵体肌

会阴深横肌

大收肌

股后皮神经，
会阴分支

股后皮神经

坐骨结节

会阴神经

小阴唇

阴道口

会阴浅横肌

会阴

会阴神经，
阴部神经

肛门

肛门外括约肌

会阴神经，
直肠下神经

肛提肌

臀大肌

臀下皮神经

图 2.36 外周致敏性。(From THIEME Atlas of Anatomy, General Anatomy and Musculoskeletal System, ⓒThieme 2005, illustration by Karl Wesker.)

复杂性。

　　尿控机制的维持需要依靠膀胱底部尿道的弹性纤维、尿道生殖膈逼尿肌和会阴神经 S2~S4 节段的持续性收缩来维持。当膀胱充盈至 250mL 或者最大容量的 50%时，出现"膨胀"感。当膀胱内的牵张感受器被激活后，开始出现膀胱反射，同时盆腔脏器神经 S2~S4 的传入神经纤维也被激活。最终导致逼尿肌的平滑肌纤维受到刺激，引起膀胱底部的尿道增宽和缩短，同时还引起肛提肌的肌纤维松弛[3,4,13]。

　　有意识的控制排尿受会阴神经 S2~S4 分支控制。在排尿过程中，括约肌松弛，逼尿肌、腹肌和呼吸隔膜收缩引起腹压增加，从而排出尿液。在男性中，球海绵体肌收缩可以帮助尿道中的残余尿排出。

　　排尿结束后，交感神经通过腹下神经丛（T11~L1）

和（或）骶内脏神经（S2~S4）使逼尿肌松弛，尿道收缩，并增强盆底肌和括约肌的活性，使膀胱充盈。

临床要点

　　对于膀胱的末梢超敏反应，即间质性膀胱炎的治疗，通常是刺激脊髓 T11、T12 和 L1 节段。

　　阴茎和阴蒂的性兴奋由四个成分组成，包括感觉、心理、认知和环境。感觉和心理因素通常反映外周神经系统和中枢神经系统之间的相互作用。感觉部分包括生殖器官的触觉刺激，这些刺激能够引起生殖器官反射性勃起（这种反射存在于躯体和副交感神经系统中）。性兴奋的心理学因素在性兴奋的传播中尤为重要。有低位运动神经元损伤的患者接受物理刺激时,无法出现性兴奋感;但是,心理意象会唤醒性兴奋,对于上运动神经病变的患者会发生同样的现象[3,4,13]。

盆内脏神经(S2~S4)可以在性欲或男性外生殖器直接刺激的情况下被反射性激活,这些刺激能够激活副交感神经系统,从而引起阴茎或阴蒂中海绵体的平滑肌纤维松弛,进而使进入该区域的血流增加。

同时,会阴神经(S2~S4)使球海绵体肌和坐骨海绵体肌的收缩,从而限制血液从海绵体中外流,这是由于海绵体组织的平滑肌收缩引起血流流入。这些平滑肌收缩受海绵体神经(T10~L2)的交感神经纤维支配,球海绵体肌和坐骨海绵体肌的舒张是受海绵体神经(S2~S4)的交感神经纤维支配[3,4]。

2.17 解剖学,下尿路

膀胱和尿道的感觉神经起源于 S2~S4,走行于副交感盆神经[3,4]。其余的传入神经纤维起源于下腹神经的交感纤维束的腰骶段 T11~T12 神经节。尿道外括约肌的横纹肌感觉轴突穿过躯体阴部神经走向于脊髓的骶区。支配膀胱的感觉神经纤维要么是纤细的 A-δ 有髓鞘神经,要么是无髓鞘的 C-纤维。腹腔内的脏器对于机械性疼痛不敏感;但是,缺血却能激发疼痛。膀胱的牵涉痛或反应在会阴部,或反应在耻骨上区域。

2.18 疼痛的生物心理学

疼痛是一个复杂的、主观性极高的体验过程,包括三个层面的相互交叉作用:感觉辨别性、感觉激发性和认知评价性。每一个层面都会影响另外一个,与中枢性疼痛基质交互作用,与主观疼痛经验有神经生物学联系[67]。

内脏痛定位性较差,通常会放射至其他内脏或躯体区域,这些部位通常具有相同的胚胎起源。内脏刺激是在 S2(人类次级躯体感觉皮层,主要分布于顶叶上的大脑皮层的一个区域)、IC、前额皮质的内侧和眶下部分(PFC)(MPFC,OPFC)。据报道,ACC 中的几个分区对于内脏刺激的中枢性传递过程至关重要。S2 对于内脏感觉的初级处理很重要,而更高级的处理则位

于其他部位[27,28]。

内脏痛的"疼痛-基质"包括侧丘脑,初级和次级躯体感觉以及 IC。而顶叶皮质和 PFC 的激活主要是作用于躯体疼痛刺激的认知、评估、处理的过程[5,67]。

IC 是大脑中一个重要的内脏感觉运动区域,主要整合来自丘脑和 NTS,杏仁核的中心核以及 ACC 的延髓腹内侧亚区的躯体和内脏传入神经的感觉。这表明内脏感觉和情绪信息在前 IC 中是整合的。在 PFC、OPFC 和 MPFC 中,内脏的感觉和运动功能是整合在一起的,即情绪。PFC 与杏仁核具有广泛的相互联系,这表明它是一个重要的情绪调节成分,同时 PFC 也与 ACC 具有很多的联系。ACC 是位于交界面的重要结构,参与内脏感觉或疼痛的情感状态感知。ACC 提供输出信息至参与调解觉醒的自主结构以及杏仁核。内脏的高敏感性和应答性,可以被限定于一个经典的Pavlovian 方式。不同的神经回路能够产生特定的情感状态,并产生内分泌物,输出信号至整个机体以及特定的内脏[5]。

疼痛循环见图 2.37[68]。

2.19 内分泌学,应激和盆腔痛

有学者认为,急性和慢性应激反应能够诱导神经内分泌失调以及继发的神经炎症刺激,进而通过下丘脑-垂体-肾上腺轴释放神经肽类物质以及 ANS。生理应激的慢激活能够诱导糖皮质激素抵抗和免疫性变化,释放促炎性细胞因子和前列腺素类因子。这些物

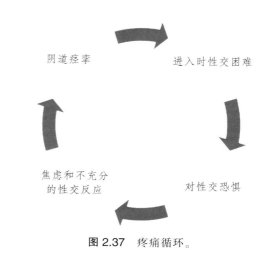

图 2.37　疼痛循环。

45

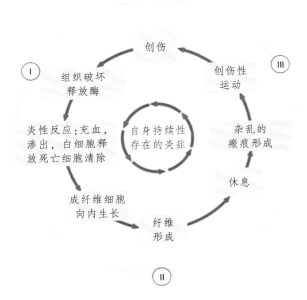

图 2.38 炎症反应。(From Ombregt L, Bisschop P, terVeer HJ. A System of Orthopaedic Medicine. 2nd ed. Philadelphia, PA; London: Churchill Livingstone; 2003:1344. Used with permission.)

质的释放能够引发盆腔张力性肌痛,并且使得机体重复感受神经性疼痛[68]。

如图 2.39 所示,创伤能够引发炎症反应,激活肌

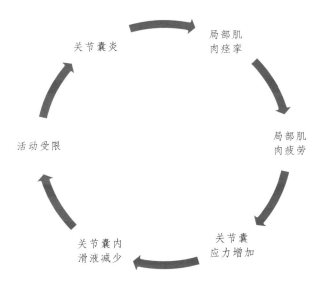

图 2.39 肌肉痉挛和疼痛循环。(From Howard FM, ed. Pelvic Pain; Diagnosis & Management. Philadelphia, Baltimore, New York, London, Buenos Aires, Hong Kong, Sydney & Tokyo: Lippincott Williams & Wilkins; 2000. Used with permission.)

原纤维,从而使得局部区域的筋膜缩短并变得紧张。筋膜的张力增加通常表现为压觉痛,这将进一步限制肌肉的活动性,并引起更多的成纤维细胞增生,进而限制运动。最后导致机体活动性降低,处于平衡状态。增强的压痛使得患者通过导水管周围灰质选择性放大疼痛感。

与无症状的患者相比,患有慢性盆腔痛、肠易激综合征以及其他疾病的患者出现躯体并发症的概率要高出两倍。肠易激综合征与情感障碍、健康焦虑以及寻求卫生保健的行为增加之间具有正相关性。

处于慢性疼痛状态(肌纤维痛、肠易激综合征、偏头痛和盆腔疼痛)的患者,其体内的交感神经活性是增强的,而副交感神经活性是降低的。在这些经受慢性盆腔疼痛的患者中,49.9% 的人同时也患有肠易激综合征(IBS)。肠易激综合征、纤维肌痛、内脏超敏反应以及具有自主神经系统相关变化的慢性盆腔疼痛具有相似性,这是由于它们与结肠、直肠属于相同的内脏传入神经支配[69]。

女性对疼痛的忍耐程度通常在整个月经周期中是波动的。月经期时,疼痛的阈值最低,而黄体期则最高。对于痛经的患者,进行腹部检查时,上述症状最典型。这些症状会持续至月经停止后。

(王凤玫 译校)

2.20 病理

2.20.1 肌腱病理解剖学

髋部和骨盆的损伤可能非常轻微,也可能非常严重。骨盆急重伤通常会累及覆盖在骨盆表面的软组织和肌肉结缔组织[9,10]。肌腱的过度使用和(或)过度牵拉会导致肌腱遭受轻微或者严重的创伤。在对年轻运动员进行评估时,我们需要考虑直接撕脱伤。除了因骑马而导致的事故,骨盆环运动性骨折或者脱位的情况是很罕见的[9,10]。

通过沿着骨盆逐步地进行按压,可以发现不断累积的微小创伤所致的骨盆过度使用性损伤[9,10]。耻骨炎往往发生于那些在坚硬的地面上进行跑步或竞技比

赛的运动员中,内收肌长期处于紧张状态,如室内足球、曲棍球、网球和田径运动员。舞蹈演员或者其他从事耐力运动的人员,很容易出现"弹响髋",这可能是一种髂胫束综合征[9,10],也可能是由于持久的张力通过肌肉-肌腱单元作用于骨突所导致的股骨颈处髂腰肌肌腱滑脱。

重复性创伤失调可以是主动的,也可以是被动的。主动的反复运动,例如那些要长时间做出反复性动作的比赛或者职业性活动,正是因为肌肉肌腱结构需要承受持久而反复的负荷,所以可产生大量对肌肉肌腱结构有害的损伤。骨盆的肌肉肌腱结构经常发生上述的损伤,在年轻群体中,其发病率逐渐增加[9,10]。然而,对于罹患盆腔疼痛的患者来说,其可能接受的是被动的重复性肌肉肌腱负荷。在口腔科中,磨牙也会产生一种类似的情况(咀嚼肌的反复交错运动)。对于疼痛剧烈的患者来说,这常常表明他们在日常生活中,盆底肌肉处于更强的静息张力状态。我们应该意识到,盆腔疼痛患者由于遭受持续且反复的张力负荷,可能出现肌腱病变。

健康的肌腱由密集、轮廓分明、平行排列的胶原蛋白束组成,腱内膜上分布着许多平行于胶原纤维的动脉。所有源自肌腱或肌腱周围的病理变化统称为肌腱病,包括肌腱炎、肌腱变性和肌腱旁炎。这些疾病的特点是肌腱疼痛,蛋白多糖含量增加,胶原蛋白组织被破坏,细胞变性以及神经血管向内生长[70,71]。肌腱病表现为胶原纤维变性和排列紊乱,与胶原纤维垂直的血管增多,而与其平行的血管减少。肌腱变性是肌腱的退行性病变,没有炎症反应的临床症状或者组织学征象[72-75]。胶原蛋白退行性变,胶原纤维排列紊乱,细胞外基质黏蛋白含量增多,缺乏炎性细胞是肌腱病主要的组织病理学特征。病变的程度和结果因病变的具体位置不同而有所不同。

很少有患者能回忆起肌腱病明确的发病时间或病因。当组织承受持久的张力作用而导致损伤超过修复的过程时,肌腱病的发病周期便开始了[70,73,74]。组织一旦损伤,修复的过程就会开始,出现上述的组织病理学特征,从而导致组织的性质变差。相对于 Ⅰ 型胶原蛋白减少的情况,组织中过多的 Ⅲ 型胶原蛋白致使原先相互平行排列的组织变得越来越混乱,使其对线性负荷的抗牵拉强度降低,组织更容易发生再损伤。反复的损伤进一步使得组织中较差的胶原蛋白逐渐增多,组织衰退以致更容易受到损伤。无论是有意识或无意识的运动,都可能使受损肌肉的状况发生恶化,增加其发生再次损伤和慢性肌腱病变的风险。

肌腱病的疼痛是由于周围纤维发生机械性分离、组织完整性破坏以及非炎症性生物化学物质的释放(如氨基葡萄糖,尤其是硫酸软骨素)所致[70,73]。

由于肌肉肌腱单元增厚导致神经活动受到影响,慢性肌腱病患者经常会抱怨受损肢体的远端末梢有刺痛感或麻木感。骨骼肌单位的局部炎症会进一步影响该部位的神经活动,从而导致局部神经炎症的发生[70,73]。

肌腱病变对患者的影响程度主要取决于以下多

种因素,包括:

- 过度使用以及缺乏修复时间。
- 个体的基因差异。
- 与日常生活行为相关的人体工程学因素。
- 个体的年龄、体质和整体的健康状况。
- 在开始治疗前损伤的持续时间。
- 患者所获得的医疗护理及建议的质量[70,75]。

在受到损伤后,处于修复状态的肌腱组织,其抗牵拉力强度通常比未受损的一侧小30%,这会持续数月到数年之久。正常的修复开始于创伤停止后的一段时间,组织内替代Ⅰ型胶原蛋白的Ⅲ型胶原蛋白含量逐渐增多。在对髋部和盆底的肌肉组织进行常规的夹板支持治疗的盆腔疼痛患者,很可能出现无法完全修复的情况,而且在其尚未完成最初的修复阶段时,组织往往会变得更加脆弱,更容易受到损伤。通常来说,持续性地暴露于NGF(神经生长因子)会导致组织修复不良。考虑到长期持续性地暴露于神经生长因子之下,异常胶原的形成会增多,甚至是持久性的增多[41,42,44,47]。在肌腱病的发生过程中,性别扮演着重要的角色,女性往往更易出现过度使用的慢性损伤。并且研究发现,在女性的肌腱中,胶原蛋白含量较少,而且Ⅲ型胶原蛋白比例多于Ⅰ型胶原蛋白[45,46]。

正如前面所提到的,横向的撕裂性损伤通常发生于青少年和热爱运动的成年人,但其在骨骼不成熟的群体中也很常见。撕裂性损伤的发生通常是单一的暴力运动或者是低负荷的微小创伤作用于尚未融合的骨突(肌腱附着的位点)的结果。在骨骼成熟过程中,肌肉肌腱的损伤也有可能产生类似情况。在骨骼尚未成熟的时候,由于未融合的骨突存在先天性的薄弱,发生骨盆撕裂性损伤是很常见的,并且其会导致已骨化骨突的各部分发生分离和回缩[17,18]。骨突撕裂性损伤通常是由各自肌肉因为强有力的暴力收缩所致,常和跳远、疾跑有关。

在盆腔中,坐骨结节是肌腱撕裂性损伤最容易发生的部位,常见于领舞的啦啦队员和体操运动员,主要原因是腘绳肌肌腱因为快跑或过度的拉伸动作而引起的剧烈收缩所致。损伤时可能突发剧烈疼痛,疼痛常常是沿着臀部和大腿后侧区域呈放射性分布。伴随着疼痛的发生常常出现代偿性步态。坐骨结节是半膜、半肌腱、大收肌和股二头肌长头腱附着的起点[17,18]。X线片可显示>2cm的骨折碎片,后者将导致一个纤维单元慢性的撕裂性损伤。长期的撕裂性损伤通常会导致广泛的骨痂形成,通过影像学评估可以发现坐骨结节之后所形成的异位骨[18]。坐骨神经的各分支在走行时彼此接近,当腘绳肌肌腱发生撕裂性损伤时,该神经的活动可能会受到影响,在遇到那些做体前屈动作无法触碰到脚趾的年轻运动员时,要考虑到这种情况[18]。

髂前上棘是缝匠肌肌腱和阔筋膜张肌的附着点。其损伤常常发生在短跑运动员用力进行伸髋屈膝的动作时。发生在髂前上棘处的撕裂性损伤,通常没有坐骨结节处的撕裂性损伤严重[18]。

髂前下棘是股直肌肌腱的附着点,损伤经常发生在身体进行剧烈的偏离重心的伸髋运动时。最常见的撕裂性损伤部位是在接近髋臼的边缘及其周围2cm以内的位置,从而使得损伤很难在标准的影像学正侧位片上被发现。斜位视图能够更好地显示这种结构的局部损伤。慢性损伤将导致异位骨形成[18]。

髂嵴前部是腹部肌肉附着的部位。18岁及以下的青年人群在该部位出现撕裂伤时需要引起注意,通常来说,其发病机制与跑步、跳跃有关,但也有可能是直接创伤所致[18]。双侧有症状的髂嵴骨突撕裂伤在年轻的运动员群体中并不少见,但在进行两侧影像学的比较时,可能会产生混淆[18]。

耻骨联合和耻骨下支是肛提肌和腹直肌的附着点,也是臀内收肌群(长收肌、股薄肌)的起始位点。撕脱伤往往与反复的牵拉有关,当足球、冰球和网球运动员的腹部、骨盆过度扭曲和转动时则有可能发生。临床医生在诊断时(即我们通常所称的"体育疝"),需要排除其他的病理情况,如耻骨炎、运动员疝气、髋臼上唇的臀肌撕裂、骶髂关节炎和腰椎间盘源性疾病[18]。耻骨联合撕脱伤很少会造成骨位移,而通常表现为软组织的分离[18]。在慢性损伤中,影像学检查可能会显示耻骨联合硬化。典型的磁共振检查显示为内收肌附着位置的骨髓水肿。

股骨小转子是髂腰肌肌腱的附着点,在这里发生撕脱伤是很罕见的。但足球运动员在踢球时,由于大腿处于伸展状态，此时髂腰肌进行剧烈地收缩即有可能导致[18]。磁共振可以显示生长板内的水肿和骨髓内骨突的形成。更陈旧一些的损伤可以提示有异位骨形成，后者也可以通过 X 线片和触诊检查到。

撕脱伤也可以出现在成年运动员身上，通常与其活动强度增加有关，因而可以通过休息来获得缓解。患者会因为反复的撕裂或者在内收长肌和腓骨短肌腱的附着点上牵引力沿股骨内侧层面牵拉，而出现腹股沟和大腿内侧的疼痛。疼痛往往是弥散和模糊的，而在患者身上进行试验是不合法的，所以在临床上很难得到确认。损伤常见于长跑运动员和女性新兵[18]。内收肌撕脱综合征常常被描述为"大腿夹板"。小转子的撕裂和耻骨联合的撕裂在成人中通常被认为是发生严重病变的危险信号。发生在成人骨盆中的非创伤性的撕脱伤，应该警惕发生病理性骨折的可能性，因为它通常是转移性肿瘤的结果[18]。

2.20.2 萎缩

当肌肉失去支持和运动功能时，就会因为失去负荷而导致肌肉出现损失。肌肉损失的程度，取决于肌肉失去负荷的程度。由于失去负荷所导致的萎缩，被认为是一种肌肉消失的形态，是由于失去机械性的输入而导致的[16]。在弃用状态下进行的针对人活体肌蛋白转化量的测量提示：最初的变化是蛋白质合成的减少，一方面是由于摄取的减少，另外一方面是由于蛋白质水解的增多。蛋白质并没有显著地发生水解，只是在废用的情况下，蛋白质水解占主导，而并没有增强。Ⅰ型和Ⅱ型胶原蛋白显示出相同的损失率[76]。

萎缩是一个很重要的概念，因为它与患者骨盆疼痛相关。通常这些人群将尽量限制自己的日常生活活动，以尽可能地减少痛苦。由此所导致的功能减弱将进一步使患者承受更大的关节负荷以及脊柱和关节

软骨结构的压迫性损伤，以及随之而来的炎症反应和症状的加重。

2.20.3 肌肉的压痛点和触发点

医生需要区分肌肉的压痛点和触发点[77]。因为在诊断时对肌肉的压痛点和触发点进行区分是非常必要的。医生必须进行评估，必要时须为患者进行一项操作或者运动检查，这样不仅可以评估患者关节，而且还可以评估在受损肌肉上方的关节。从骨、关节运动力学角度来看，给予某一关节预定的运动，结果出现跟预估一致的相应模式的疼痛，我们才可以将其称为触发点[1,78]。

运动终板往往是造成肌筋膜触发点的最主要的病因，但纤维肌痛的压痛点与运动无关。组织活检证实触发点部位的组织染色更深，而且肌肉纤维的直径明显大于正常组织[77,78]。

2.20.4 关节创伤导致的肌肉痉挛

关节囊和关节韧带都是对疼痛很敏感的组织。即使最小的刺激都可能导致疼痛。关节囊疼痛所产生的反射性动作是肌肉痉挛。痉挛会增加关节的张力而引发疲劳，而增加关节囊和韧带的压力将进一步加重肌肉痉挛（图 2.39）。疲劳、疼痛和肌肉痉挛可引发有意识或无意识的动作僵硬，这将使正常的关节润滑液减少，导致活动受限，并进一步地加剧痉挛。创伤的早期阶段，在关节组织内发现的Ⅳ型受体可传入痛觉信号以造成肌肉痉挛，并最终导致运动阻力的产生。Ⅳ型受体与 α 运动神经元进行多突触的联系，Ⅳ型痛觉系统传入的兴奋使疼痛被感知，出现肌肉痉挛[79]。由于采用与压力相关的姿势所引起的肌肉持续性激活可能会导致骨膜肌腱病，继而加重局部的炎症反应，进而使筋膜受限。筋膜受限后转而激发疼痛，致使患者采取保护性的姿势（夹板），这样会减少患者进行运动的能力和欲望，并进一步减少局部骨骼和肌肉系统的营养供应，阻碍愈合过程，导致更严重的组织分解，以致形成恶性循环。

2.20.5 瘢痕

瘢痕是在组织内部或外部受到破坏时，正常的纤

维组织增生形成的产物。创伤和手术损伤均会形成瘢痕。瘢痕的组织特性较差，抗张力强度较低，各个方向上承受负荷能力只有正常组织的70%，抗紫外线的能力较低。瘢痕通常是由于拉力垂直作用于伤口，导致皮肤组织过度增生，成纤维细胞产生的细胞外基质特别是胶原蛋白过度沉积所致。持续的刺激和炎症会导致纤维化，后者可以致使凸起的、质硬的、红色的瘢痕形成。通常，瘢痕周边的肌肉组织会被反射性地抑制，进而导致肌肉萎缩，并使其更容易损伤。接下来的二次损伤可使不可塑性瘢痕组织逐渐增多，以及使整个肌肉肌腱组织发生断裂的概率增高[74,80-83]。

在上皮开始生长后的第6周至第8周，瘢痕开始成熟，成熟过程持续6~24个月[84]。采用预防性治疗来降低促炎性/纤维化细胞因子如白介素-1-β、肿瘤坏死因子-β、血小板衍生生长因子以及转化生长因子-β的持续表达[84]。

与瘢痕相关的症状表现有：

- 毁容。
- 敏感/痛苦。
- 肌肉无力和失活。
- 瘙痒(运动损失)。
- 睡眠障碍。
- 焦虑。
- 日常活动中断。

在瘢痕疙瘩和肥厚性瘢痕的形成过程中，都存在胶原蛋白的过度积累，其可能与细菌感染、治疗阶段的皮肤张力、缺氧或长时间的炎症反应有关。人们认为，瘢痕疙瘩和肥厚性瘢痕都是一种过度修复的反应。二者最重要的区别是：瘢痕疙瘩将会继续扩大，超过最初的损伤范围，而肥厚性瘢痕通常局限于原始损伤的范围内，并且可能会随着时间的推移自动回缩。

作为一个由两个胚层衍生而来的复杂器官，皮肤的愈合是通过纤维组织斑块的形式来完成的[80]。在正常的愈合过程中，细胞由肉芽组织向瘢痕转变时，受细胞凋亡和ECM(细胞外基质)重塑的调节，细胞数量会下降。不断扩大的瘢痕使伤口在愈合过程中分离，通常是张力垂直作用于伤口上，进而导致了肥厚性瘢痕。持续的刺激和炎症导致肥厚性瘢痕的产生，进而

导致皮肤伤口处的纤维在愈合过程中发生改变，以皮肤组织增生和成纤维细胞分泌的细胞外基质蛋白，特别是胶原蛋白的过度沉积为特点。最终瘢痕斑通常表现为红色的、质硬的、凸起的。

研究表明，在伤口愈合后到完整的上皮组织形成前，肥厚性瘢痕是可以预防的[84,85]。预防性治疗旨在下调炎症细胞持续合成的可促进伤口愈合的促炎性/纤维化细胞因子的表达，如白介素-1-β、肿瘤坏死因子-α、血小板衍生生长因子和转化生长因子-β。尽管研究尚存在争议，但该研究仍可能会在瘢痕修复方面有所帮助[85]。与瘢痕相关的症状表现包括：毁容、轻微疼痛、瘙痒、挛缩(运动损失)、睡眠障碍、焦虑、抑郁和日常活动的中断[86]。

会阴部创伤常见于经阴道自然分娩的情况(图2.40)。与多胎多产造成会阴部创伤31%的比例相比，经阴道分娩的初产妇发生会阴部创伤的比例只有6%[84]。在分娩过程中，使用产钳、胎吸或会阴侧切的产妇产生瘢痕的概率明显增加。并且有报道称，这些产妇发生性交困难、会阴部疼痛和肠道功能紊乱的比例比没有经阴道助产的产妇要高[84]。因粘连导致骨盆疼痛的原因有：子宫内膜异位症、盆腔炎性疾病、创伤、手术(剖宫产)和肿瘤等。瘢痕引起不孕的原因是由于输卵

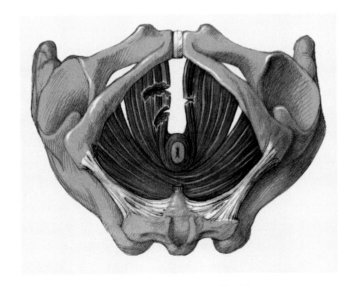

图2.40　阴道自然分娩时耻骨直肠肌撕裂伤。(Adapted from THIEME Atlas of Anatomy, General Anatomy and Musculoskeletal System, © Thieme 2005, illustration by Karl Wesker.)

管蠕动受到限制或输卵管的功能受到影响[87]。

有证据表明，术后瘢痕的形成可能导致小肠梗阻、不孕、疼痛，并且超过 40% 的肠梗阻因此发生。梗阻的部位有 60%~70% 是位于小肠。在剖宫产术后的患者中，有 46% 出现粘连，再次剖宫产后形成术后瘢痕的概率会更高[88]。相对于胆囊、胃和结肠切除术所导致的腹痛、便秘、胃肠道症状和肠梗阻来说[89]，剖宫产的一个特征是在膀胱、子宫和腹膜之间形成瘢痕，这是由于羊水溢到上腹部，防止腹部和手术部位发生粘连[88]。持续的腰背部疼痛和盆腔疼痛与选择性剖宫产有关：剖宫产的次数越多，发生这种疼痛的可能性就越大[90,91]。这种结果和德鲁等人的研究结果不一致，他们发现剖宫产和腰背部的疼痛以及盆腔痛没有相关性[92]。

医生考虑腹盆腔粘连有四个阶段[13]：

• 第一阶段是疏松粘连，没有血管，很容易分离。

• 第二阶段是在腹腔内的一到多个器官之间存在着更为广泛的非血管化疏松粘连。

• 第三阶段是在腹腔内的一到多个器官之间存在部分血管化的粘连，可能会损害到功能。

• 第四个阶段是在第三个阶段的基础上，出现更为致密的血管化粘连，包括小肠和结肠的浆膜面固定于腹膜上。

2.20.6 椎间盘相关的病理解剖

本质上，椎间盘突出分为原发性和继发性。通常来说，原发性的腰椎间盘突出是当某一事件或情况发生的时候，椎间盘的髓核快速地膨出或通过纤维环而突出，尤其常见于年轻人群。继发性椎间盘突出与反复的压迫有关，为退行性变。症状通常是由于衰老和（或）病理改变而表现出来。在结构上，环的表面有感觉神经，对髓核没有穿透作用。因此，它是通过破坏环外表面的完整性而引起疼痛[1-4]。

2.20.7 软骨病

对于年龄超过 45 岁的成年人，脊椎 ZAJ 常常容易发展为病理性的退行性变，这是椎间盘退化的结果。患者随之而来的疼痛表现以及体验与椎间盘病变的患者非常相似，后者表现为因运动所引发的局限性

或者牵涉性疼痛。ZAJ 损伤的显著特征是进行能对 ZAJ 造成最大压迫的动作，因其最有可能引发 ZAJ 的损伤，包括：伸展、侧屈和同侧旋转。

2.20.8 骶髂关节的病理解剖学

除强直性脊柱炎外，急性骶髂关节炎最常见的病因是感染。患者的症状通常为单侧，并放射到同侧臀肌和大腿后部。因为患者害怕疼痛，所以所有能引起骶髂关节的动作（如咳嗽和打喷嚏）都应尽可能避免。最大范围的侧髋运动阳性，提示 SIJ 的激发试验也是阳性。除局部的皮温升高和水肿外，在直肠指诊时，患者常有严重的骶结节、骶棘韧带和前骶髂关节韧带触痛。感染性关节炎除有以上症状外，患者还可能会发热和全身不适。血液检查提示血细胞沉降率和白细胞数量增高。急性非炎症性的骶髂关节炎可能与局部的损伤、痛风、焦磷酸盐、关节病、类风湿性关节炎、髂骨骨髓炎和臀部脓肿有关。慢性关节炎是指患者疼痛持续 3 个月或 3 个月以上，但是程度不如急性发作时严重。间歇性的急性加重发生时则相当严重。

理疗师常治疗骨骼和相关结构的非外科微小创伤，而医生则更经常去治疗那些大创伤的病例。但他们的研究也可以作为一种手段，用来推断患者在理疗师工作室所治疗的创伤疼痛。根据 Young-Burgess 1986 年的报告结果显示[93]，骨盆骨折和骶髂关节损伤可由横向的压缩力、后压缩力和垂直的剪切力或者是多因素的共同结果导致。他们的研究目的在于判断严重创伤对骨盆环的影响。在物理治疗中，医生通常与韧带组织上的微小创伤打交道。然而，可以从 Young-Burgess 的工作中收集信息，因为他们通过应用物理仪器治疗骨盆环损伤的患者。侧向力所引起的隐匿性骨折常见于一个运动员冲撞另一个运动员的体育运动中，如美式足球、曲棍球或古典式摔跤。后骨盆环创伤所引起的隐匿性骨折常发生在患者的腿部固定而身体仍在移动的运动中，如踢腿运动或更剧烈的滑雪运动（图 2.41）[18]。

最常见的骨盆骨折是由于侧向压力通过髂骨后半部分而作用于前半部分的髂骨翼，进而导致了半边骨盆的内旋，最终引起骶髂关节韧带复合体的后侧断裂。

从前向后的力经常引起半骨盆的外旋，骨盆在完

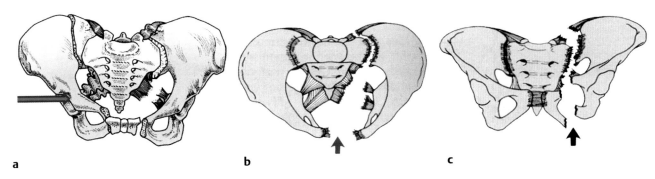

a   b   c

图2.41 骨盆损伤分类。

整的后韧带上打开，这是外力作用于髂前上棘的结果，从而导致半骨盆的外旋。由于钝性创伤，半边骨盆的损伤可能会导致膀胱、尿道、直肠和阴道的损伤。

垂直的剪切力可以导致半侧的骨盆从骶骨上撕裂，通常原因是坠落时以单腿或骨盆着地。这种损伤通常涉及骶棘和骶结节韧带断裂，即年轻人的撕脱伤和老年人的骨折。复合损伤是指将多个方向的力同时作用于骨盆所引起的损伤，通常这些都是在弹射、着陆所引起的伤害中出现的。

2.20.9 耻骨联合损伤病理学

耻骨联合损伤可由于上述机制引起，在评估时应予以考虑。除上述提到的创伤机制外，由于妊娠并发症会影响耻骨联合，所以有一定比例（1:300）的患者可能出现耻骨联合疼痛和沿大腿后部的放射性疼痛，表现为行走困难以及潜在的膀胱功能障碍。

（安健 陈丽华 译 蔡良知 校）

参考文献

[1] Cyriax J, Ed. (1982). Textbook of orthopaedic medicine. London, Philadelphia, Toronto, Sydney & Tokyo: WB Saunders & Bailliere Tinda

[2] Ombregt L, Ed. (2003). A system of orthopaedic medicine (2nd ed.). Philadelphia, London: Churchill Livingstone

[3] Larson W, Ed. (2002). Anatomy: Development, function, clinical correlations. Philadelphia, London, New York, St. Louis, Sydney & Toronto: Saunders

[4] Moore KL, Dalley AF, Eds. (2006). Clinically orientated anatomy (5th ed.). Baltimore, Philadelphia: Lippincott Williams & Wilkins

[5] Van Oudenhove L, Demyttenaere K, Tack J, Aziz Q. Central nervous system involvement in functional gastrointestinal disorders. Best Pract Res Clin Gastroenterol 2004; 18: 663–680

[6] Maitland G, Ed. (2005). Maitland's vertebral manipulation. Edinburgh, London, New York, Oxford, Philadelphia, St. Louis, Sydney, Toronto: Elsevier

[7] Jenkins DB, Ed. (2009). Hollinshead's functional anatomy of the limbs and back. Canada: Saunders

[8] Fredberg U, Stengaard-Pedersen K. Chronic tendinopathy tissue pathology, pain mechanisms, and etiology with a special focus on inflammation. Scand J Med Sci Sports 2008; 18: 3–15

[9] Micheli LJ, Smith AD. Sports injuries in children. Curr Probl Pediatr 1982; 12: 1–54

[10] Micheli LJ. Overuse injuries in children's sports: the growth factor. Orthop Clin North Am 1983; 14: 337–360

[11] Schleip R, Klingler W, Lehmann-Horn F. Active fascial contractility: fascia may be able to contract in a smooth muscle-like manner and thereby influence musculoskeletal dynamics. Med Hypotheses 2005; 65: 273–277

[12] Schleip R, Naylor IL, Ursu D et al. Passive muscle stiffness may be influenced by active contractility of intramuscular connective tissue. Med Hypotheses 2006; 66: 66–71

[13] Howard FM, Ed. (2000). Pelvic pain: Diagnosis & management. Philadelphia, Baltimore, New York, London, Buenos Aires, Hong Kong, Sydney & Tokyo: Lippincott Williams & Wilkins

[14] Raoul S, Faure A, Robert R et al. Role of the sinu-vertebral nerve in low back pain and anatomical basis of therapeutic implications. Surg Radiol Anat 2003; 24: 366–371

[15] Maynard LM, Guo SS, Chumlea WC et al. Total-body and regional bone mineral content and areal bone mineral density in children aged 8–18 y: the Fels Longitudinal Study. Am J Clin Nutr 1998; 68: 1111–1117

[16] Nguyen TV, Maynard LM, Towne B et al. Sex differences in bone mass acquisition during growth: the Fels Longitudinal Study. J Clin Densitom 2001; 4: 147–157

[17] Bui-Mansfield LT, Chew FS, Lenchik L, Kline MJ, Boles CA. Nontraumatic avulsions of the pelvis. AJR Am J Roentgenol 2002; 178: 423–427

[18] Sanders TG, Zlatkin MB. Avulsion injuries of the pelvis. Semin Musculoskelet Radiol 2008; 12: 42–53

[19] Burnett RS, Della Rocca GJ, Prather H, Curry M, Maloney WJ, Clohisy JC. Clinical presentation of patients with tears of the acetabular labrum. J Bone Joint Surg Am 2006; 88: 1448–1457

[20] Prather H, Hunt D, Fournie A, Clohisy JC. Early intra-articular hip disease presenting with posterior pelvic and groin pain. PM R 2009; 1: 809–815

[21] Gray H, Bannister LH, Berry MM, Williams PL, Eds. Gray's anatomy: The anatomical basis of medicine & surgery. New York: Churchill Livingston; 1995

[22] Torres M, Gómez-Pardo E, Dressler GR, Gruss P. Pax-2 controls multiple steps of urogenital development. Development 1995; 121: 4057–4065

[23] Mercer S. Anatomy in practice: The ischiorectal fossae. NZ J of Physiotherapy, 2005, 2: 61-64

[24] Levi AC, Borghi F, Garavoglia M. Development of the anal canal muscles. Dis Colon Rectum 1991; 34: 262–266

[25] Barber MD, Bremer RE, Thor KB, Dolber PC, Kuehl TJ, Coates KW. Innervation of the female levator ani muscles. Am J Obstet Gynecol 2002; 187: 64–71

[26] Vleeming A, de Vries HJ, Mens JM, van Wingerden JP. Possible role of the long dorsal sacroiliac ligament in women with peripartum pelvic pain. Acta Obstet Gynecol Scand 2002; 81: 430–436

[27] Haines DE, Ed. Fundamental neuroscience for basic and clinical applications. Philadelphia, New York, London, Buenos Aires, Hong Kong, Sydney, Tokyo: Churchill Livingstone; Elsevier; 2006

[28] Haines DE, Ed. Neuroanatomy: An atlas of structures, sections and systems (7th ed.). Philadelphia, Baltimore, New York, London, Buenos Aires, Hong Kong, Sydney, Tokyo: Wolters Kluwer and Lippincott Williams & Wilkins; 2008

[29] Al-Chaer ED, Lawand NB, Westlund KN, Willis WD. Pelvic visceral input into the nucleus gracilis is largely mediated by the postsynaptic dorsal column pathway. J Neurophysiol 1996; 76: 2675–2690

[30] Al-Chaer ED, Traub RJ. Biological basis of visceral pain: recent developments. Pain 2002; 96: 221–225

[31] Lamvu G, Steege JF. The anatomy and neurophysiology of pelvic pain. J Minim Invasive Gynecol 2006; 13: 516–522

[32] Rogers RM, Jr. Basic neuroanatomy for understanding pelvic pain. J Am Assoc Gynecol Laparosc 1999; 6: 15–29

[33] Willis WD, Westlund KN. Neuroanatomy of the pain system and of the pathways that modulate pain. J Clin Neurophysiol 1997; 14: 2–31

[34] Klumpp DJ, Rudick CN. Summation model of pelvic pain in interstitial cystitis. Nat Clin Pract Urol 2008; 5: 494–500

[35] Price DD, Hayes RL, Ruda M, Dubner R. Spatial and temporal transformations of input to spinothalamic tract neurons and their relation to somatic sensations. J Neurophysiol 1978; 41: 933–947

[36] George SZ, Bishop MD, Bialosky JE, Zeppieri G, Jr, Robinson ME. Immediate effects of spinal manipulation on thermal pain sensitivity: an experimental study. BMC Musculoskelet Disord 2006; 7: 68

[37] Staud R. Evidence of involvement of central neural mechanisms in generating fibromyalgia pain. Curr Rheumatol Rep 2002; 4: 299–305

[38] Staud R, Robinson ME, Vierck CJ, Jr, Cannon RC, Mauderli AP, Price DD. Ratings of experimental pain and pain-related negative affect predict clinical pain in patients with fibromyalgia syndrome. Pain 2003; 105: 215–222

[39] Staud R, Price DD, Robinson ME, Mauderli AP, Vierck CJ. Maintenance of windup of second pain requires less frequent stimulation in fibromyalgia patients compared to normal controls. Pain 2004; 110: 689–696

[40] Malykhina AP. Neural mechanisms of pelvic organ cross-sensitization. Neuroscience 2007; 149: 660–672

[41] Pontari MA, Ruggieri MR. Mechanisms in prostatitis/chronic pelvic pain syndrome. J Urol 2004; 172: 839–845

[42] Pontari MA. Etiologic theories of chronic prostatitis/chronic pelvic pain syndrome. Curr Urol Rep 2007; 8: 307–312

[43] Pontari MA, Ruggieri MR. Mechanisms in prostatitis/chronic pelvic pain syndrome. J Urol 2008; 179 Suppl: S61–S67

[44] Pontari MA. Chronic prostatitis/chronic pelvic pain syndrome. Urol Clin North Am 2008; 35: 81–89, vivi

[45] Zermann DH, Ishigooka M, Wunderlich H, Reichelt O, Schubert J. A study of pelvic floor function pre- and postradical prostatectomy using clinical neuro-urological investigations, urodynamics and electromyography. Eur Urol 2000; 37: 72–78

[46] Zermann DH, Ishigooka M, Doggweiler-Wiygul R, Schmidt RA. Chronic perineal pain and lower urinary tract dysfunction—a clinical feature of the "Gulf War syndrome"? World J Urol 2001; 19: 213–215

[47] Pontari M. Chronic prostatitis/chronic pelvic pain: the disease. J Urol 2009; 182: 19–20

[48] Zondervan KT, Yudkin PL, Vessey MP et al. Chronic pelvic pain in the community—symptoms, investigations, and diagnoses. Am J Obstet Gynecol 2001; 184: 1149–1155

[49] Zondervan KT, Yudkin PL, Vessey MP et al. The community prevalence of chronic pelvic pain in women and associated illness behaviour. Br J Gen Pract 2001b; 51: 541–547

[50] Martin-Alguacil N, Pfaff DW, Shelley DN, Schober JM. Clitoral sexual arousal: an immunocytochemical and innervation study of the clitoris. BJU Int 2008; 101: 1407–1413

[51] Giamberardino MA. Recent and forgotten aspects of visceral pain. Eur J Pain 1999; 3: 77–92

[52] Meeus M, Nijs J. Central sensitization: a biopsychosocial explanation for chronic widespread pain in patients with fibromyalgia and chronic fatigue syndrome. Clin Rheumatol 2007; 26: 465–473

[53] Tattersall JE, Cervero F, Lumb BM. Effects of reversible spinalization on the visceral input to viscerosomatic neurons in the lower thoracic spinal cord of the cat. J Neurophysiol 1986; 56: 785–796

[54] Ceravolo R, Nuti A, Siciliano G, Calabrese R, Bonuccelli U, Cellai F. A case of pelvic floor myoclonic jerk syndrome. Mov Disord 1996; 11: 331–333

[55] Cervero F, Laird JM. Understanding the signaling and transmission of visceral nociceptive events. J Neurobiol 2004; 61: 45–54

[56] Li J, Micevych P, McDonald J, Rapkin A, Chaban V. Inflammation in the uterus induces phosphorylated extracellular signal-regulated kinase and substance P immunoreactivity in dorsal root ganglia neurons innervating both uterus and colon in rats. J Neurosci Res 2008; 86: 2746–2752

[57] Berkley KJ, Hubscher CH, Wall PD. Neuronal responses to stimulation of the cervix, uterus, colon, and skin in the rat spinal cord. J Neurophysiol 1993; 69: 545–556

[58] Berkley KJ. A life of pelvic pain. Physiol Behav 2005; 86: 272–280

[59] Carter JE. Diagnosis and treatment of the causes of chronic pelvic pain. J Am Assoc Gynecol Laparosc 1996; 3 Supplement: S5–S6

[60] Carter JE. A systematic history for the patient with chronic pelvic pain. JSLS 1999; 3: 245–252

[61] Davila GW. Vaginal prolapse: management with nonsurgical techniques. Postgrad Med 1996; 99: 171–176, 181, 184–185

[62] Davila GW, Ghoniem GM, Kapoor DS, Contreras-Ortiz O. Pelvic floor dysfunction management practice patterns: a survey of members of the International Urogynecological Association. Int Urogynecol J Pelvic Floor Dysfunct 2002; 13: 319–325

[63] Davila GW, Guerette N. Current treatment options for female urinary incontinence—a review. Int J Fertil Womens Med 2004; 49: 102–112

[64] Chen MA, Davidson TM. Scar management: prevention and treatment strategies. Curr Opin Otolaryngol Head Neck Surg 2005; 13: 242–247

[65] Chen SY, Lin FS, Shen KH, Chen KC, Xiang P. [Non-invasive therapeutics in female urinary incontinence by extracorporeal magnetic innervation (ExMI)] Hu Li Za Zhi 2005; 52: 53–58

[66] Tympanidis P, Terenghi G, Dowd P. Increased innervation of the vulval vestibule in patients with vulvodynia. Br J Dermatol 2003; 148: 1021–1027

[67] Vander AJ, Sherman JH, Luciano DS, Eds. (1990). Human physiology. New York, St. Louis, San Francisco, Aukland, Bogota, Caracas, Hamburg, Lisbon, London, Madrid, Mexico, Milan, Montreal, New Delhi, Oklahoma City, Paris, San Juan Sao Paulo, Singapore, Sydney, Tokyo, Toronto: McGraw-Hill

[68] Anderson RU, Sawyer T, Wise D, Morey A, Nathanson BH. Painful myofascial trigger points and pain sites in men with chronic prostatitis/chronic pelvic pain syndrome. J Urol 2009; 182: 2753–2758

[69] Riedl A, Schmidtmann M, Stengel A et al. Somatic comorbidities of irritable bowel syndrome: a systematic analysis. J Psychosom Res 2008; 64: 573–582

[70] Khan KM, Cook JL, Maffulli N, Kannus P. Where is the pain coming from in tendinopathy? It may be biochemical, not only structural, in origin. Br J Sports Med 2000; 34: 81–83

[71] Khan KM, Cook JL, Taunton JE, Bonar F. Overuse tendinosis, not tendinitis part 1: a new paradigm for a difficult clinical problem. Phys Sportsmed 2000; 28: 38–48

[72] Aström M, Rausing A. Chronic Achilles tendinopathy. A survey of surgical and histopathologic findings. Clin Orthop Relat Res 1995: 151–164

[73] Cook JL, Khan KM, Maffulli N, Purdam C. Overuse tendinosis, not tendinitis part 2: applying the new approach to patellar tendinopathy. Phys Sportsmed 2000; 28: 31–46

[74] Leadbetter WB. Cell-matrix response in tendon injury. Clin Sports Med 1992; 11: 533–578

[75] Maffulli N, Wong J, Almekinders LC. Types and epidemiology of tendinopathy. Clin Sports Med 2003; 22: 675–692

[76] Phillips SM, Glover EI, Rennie MJ. Alterations of protein turnover underlying disuse atrophy in human skeletal muscle. J Appl Physiol (1985) 2009; 107: 645–654

[77] McPartland JM. Travell trigger points—molecular and osteopathic perspectives. J Am Osteopath Assoc 2004; 104: 244–249

[78] Travell JG, Simons DG, Lois LS, Eds. (1999). Myofascial pain & dysfunction: The trigger point manual. Philadelphia, Baltimore, New York, London, Buenos Aires, Hong Kong, Sydney, Tokyo: Lippincott Williams & Wilkins

[79] So C. How manipulation works. The Journal of the Hong Kong Physiotherapy Association, 1986; 8: 30-34

[80] Wilhelmi, BJ. Widened and hypertrophic scar healing treatment and management. Medscape 2013; http://emedicine.medscape.com/article/1298541-treatment. Accessed June 12, 2015

[81] Lehto M, Järvinen M. Collagen and glycosaminoglycan synthesis of injured gastrocnemius muscle in rat. Eur Surg Res 1985; 17: 179–185

[82] Lehto M, Duance VC, Restall D. Collagen and fibronectin in a healing skeletal muscle injury. An immunohistological study of the effects of physical activity on the repair of injured gastrocnemius muscle in the rat. J Bone Joint Surg Br

1985; 67: 820–828

[83] Maffulli N, Ewen SW, Waterston SW, Reaper J, Barrass V. Tenocytes from ruptured and tendinopathic achilles tendons produce greater quantities of type III collagen than tenocytes from normal achilles tendons. An in vitro model of human tendon healing. Am J Sports Med 2000; 28: 499–505

[84] Thompson JF, Roberts CL, Currie M, Ellwood DA. Prevalence and persistence of health problems after childbirth: associations with parity and method of birth. Birth 2002; 29: 83–94

[85] Atiyeh BS. Nonsurgical management of hypertrophic scars: evidence-based therapies, standard practices, and emerging methods. Aesthetic Plast Surg 2007; 31: 468–492, discussion 493–494

[86] Edwards J. (2003). Scar management. Nursing Standard (Royal College of Nursing (Great Britain): 1987), 17(52), 39–42

[87] Fujiwara T, Togashi K, Yamaoka T et al. Kinematics of the uterus: cine mode MR imaging. Radiographics 2004; 24: e19

[88] Stark M, Hoyme UB, Stubert B, Kieback D, di Renzo GC. Post-cesarean adhesions—are they a unique entity? J Matern Fetal Neonatal Med 2008; 21: 513–516

[89] Kuremu RT, Jumbi G. Adhesive intestinal obstruction. East Afr Med J 2006; 83: 333–336

[90] Mogren IM. Does caesarean section negatively influence the post-partum prognosis of low back pain and pelvic pain during pregnancy? Eur Spine J 2007; 16: 115–121

[91] Peters AA, Van den Tillaart SA. The difficult patient in gastroenterology: chronic pelvic pain, adhesions, and sub occlusive episodes. Best Pract Res Clin Gastroenterol 2007; 21: 445–463

[92] Drew MK, Sibbritt D, Chiarelli P. No association between previous Caesarean-section delivery and back pain in mid-aged Australian women: an observational study. Aust J Physiother 2008; 54: 269–272

[93] Alton TB, Gee AO. Classifications in brief: Young and Burgess classification of pelvic ring injuries. Clin Orthop Relat Res 2014; 8: 2338–2342

第 3 章
评　估

"潜在于患者症状之下的具体病理类型将决定最佳的治疗方案。"例如，心源性胸骨后胸痛的患者，其疼痛可能类似于胸椎病患者。虽然患者主诉在疼痛性质上可能相似，但这两种病症的治疗是不同的[1-3]。

学习目标

- 向盆腔疼痛患者阐明评估胸椎、腰椎和骶骨的必要性。
- 对盆腔疼痛的患者进行评估。
- 基于评估结果对盆腔疼痛的患者做出功能学上的诊断。
- 确定何时进行盆腔内部检查是适宜的。

由于泌尿生殖系统和内脏系统所涉及的神经系统和环境因素众多，对盆腔疼痛患者的评估应包括胸椎、腰椎、骶骨、骶髂关节(SIJ)和髋关节。在评估所有患者时应考虑严重疾病的存在，在整个评估过程中必须从不同的角度进行鉴别诊断。

胸椎被称为具有"恶作剧能力"，而腰椎可以将疼痛和肌肉痉挛放射到骨盆结构。骨骼肌系统障碍常类似胃肠、肺脏和心脏疾病，然而内脏本身疾病也可以产生与骨骼肌系统相似的症状[4]。当对盆腔疼痛患者进行评估时，尽管与骨科诊疗相矛盾，但对 SIJ 的测试是必需的。正如在 Lukban 等人所进行的一项 SIJ 实验研究表明，100%的受试者 SIJ 功能障碍测试为阳性，94%的受试者在治疗后性交疼痛得到改善。然而，通过诊断性超声(DUS)确诊严重妊娠相关性疼痛的患者在怀孕期间 SIJ 有不对称性松弛，并且患中至重度产后盆腔疼痛的风险是正常的 3 倍[5]。

迄今为止，尚无用于评估盆底疼痛的金标准，只有公认的法则，包括病史特征的收集，例如盆腔深部疼痛、盆腔局限性疼痛、性交疼痛和性交后疼痛，以及包括盆底肌肉组织(PFM)在内的马鞍区查体。

轴向结构评估时可以用独立的实验，但评估骨盆疼痛与其不同，它需要更多的阐述和推断。医生应该具体了解内脏和骨骼运动系统的解剖学、骨盆和会阴相关各种结构的转诊模式以及对疼痛心理的功能性理解。盆腔疼痛患者常常有一些看似无关的症状，但在诊断上是非常关键的，从那些类似自然疼痛的症状中发现和延续有关这些痛苦经历的症状，将有助于确定针对每一个患者最合适的治疗方法。

在评估过程中，临床医生可以利用图 3.1 中的流程图，关节 A、B 和 C 分别代表临床医生包括在内或排除在外的关节。

为了避免草率判断或忽视慢性盆腔疼痛的非妇产科因素，Carter 等人推荐使用缩略语 GGUMPS 来确保更准确地诊断[6,7]。

妇科因素(G)：

- 子宫内膜异位症。
- 粘连[慢性盆腔炎(PID)]。
- 平滑肌瘤。
- 子宫腺肌病。
- 盆腔淤血综合征。
- 排卵性疼痛。

胃肠道因素(G)：

- 肠易激综合征。
- 慢性阑尾炎。
- 克罗恩病。
- 炎性肠病。
- 憩室病，憩室炎。

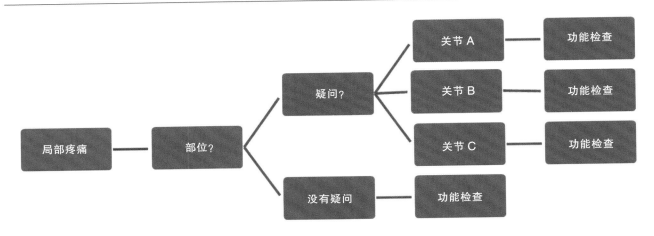

图 3.1 关节评价流程图。

- 麦克尔憩室。

泌尿道因素(U):

- 膀胱松弛。
- 逼尿肌松弛。
- 尿道综合征。
- 慢性尿道炎。
- 间质性膀胱炎。

肌肉骨骼/神经系统因素(M):

- 纤维组织肌痛。
- 疝气。
- 神经卡压。
- 神经炎。
- 筋膜炎。
- 脊柱侧弯。
- 椎间盘疾病。
- 脊椎前移。
- 耻骨炎。

心理学因素(P):

- 抑郁症。
- 焦虑症。
- 性心理障碍/虐待。
- 疑病症。
- 躯体化障碍。
- 人格障碍。
- 剖宫产术。

- 会阴切开术。
- 粘连。
- 慢性阑尾炎。
- 疝气。
- 炎性肠病。

3.1 初步观察

评估应从候诊室开始,那里是患者病史采集工作的开端。当患者脱离实际"评估"时,此时观察到的行为可反映她的真实功能障碍程度。当在候诊室中观察到的行为与在正式评估室中观察的情况大不相同时,医生需要谨慎。患者参与和"评估"不直接相关的活动时,所表现出的移动方式、姿势倾向和步态反常现象也将被记录:从车走向办公室、填写表格以及等待评估开始时与其他人的互动。这些差异除了可以给医生提供一个确定内部评估是否合适的考虑空间外,实质上也可以帮助医生推断患者的总体外观和表现,以及行为是否一致。

观察结果总结:

- 她是否在保护自己?
- 她是互动型还是回避型?
- 她是否表现出痛苦的行为?
- 她静静地站着还是在房间里踱步?
- 她如何从候诊室走到评估室?

3.2 病史

一旦患者进入评估室，应该对其进行完整的病史采集。在进行口头记录时，医生需要听取有助于确定患者症状的特定提示。应鼓励患者具体、简明地描述症状的部位以及性质。主观题的目的是确定患者正在经历什么，以及患者如何与这种经历相联系。使用开放式问答可以让患者自由表达自己的想法，这往往可以提供真实的信息来帮助医生形成明确的诊断。这些问题使医生有机会评估患者的感观障碍程度、应对策略、支持系统、情绪以及活动的限制程度。痉挛性疼痛暗示着内脏受累，尤其是在内脏功能障碍时[8-13]。内脏性疼痛被形容为钝痛，很少是不同盆腔区域的局限性疼痛，然而烧灼痛则提示神经性疼痛[14]。

评估过程中需要考虑的问题：

- 她生过孩子吗？
  - 经阴道分娩还是剖宫产？
- 她有工作吗？
  - 在职业生涯中需要做什么？
- 家族史：
  - 子宫内膜异位症。
  - 外阴皮肤病。
- 她有性传播疾病吗？
- 她什么时候感到痛苦？
  - 什么会加重她的痛苦？
  - 什么会减轻她的痛苦？
- 她如何应对痛苦？

关于生育史、手术史和(或)子宫内膜异位症病史的问题是合适且必要的。有 5%~20% 的产后妇女发生骨盆带疼痛，其深腹部肌肉厚度与 PFM 强度差异无统计学意义[15-17]。据报道，在第二产程，34.5% 和 32.9% 的张力分别作用于下级神经和会阴神经上[6,7]。这已经远远超出了会导致神经损伤的原为 15%~20% 的神经张力[18-20]。

据报道，80% 的盆腔疼痛人群患有子宫内膜异位症[6,7]。在这些人群中，她们的疼痛仅局限于子宫内膜异位症病变的部位[21]。

需要进一步了解患者是否有腹部和(或)鞍区手术史。因为局部瘢痕形成可能妨碍活动和下层肌肉组织的强度，这些都可能是持续性低强度疼痛的来源。

临床要点

人们经常注意到，当患者腹压增高同时伴有盆底薄弱时，SIJ 和髋骨会发生分离。

医生的问题应该包括：

▶ **症状是否为神经系统症状？** 患者是否提及这一症状？如果是，患者描述的区域是哪个神经支配的？患者描述的是否为一个特定的皮区，或患者的疼痛是否表明皮肤神经受到卡压？患者描述的区域是什么关节，有无器官和肌筋膜受限？临床医生在进行评估时都必须考虑到这几点。

临床要点

对障碍性特定组织进行适当的治疗将改善患者的健康状况。这对患者和医生都是显而易见的。

▶ **什么会影响症状？**

▶ **随着时间的推移，症状将如何进展或改变？** 在收集完这些信息之后，医生将开始了解为什么患者会有这些症状，包括了解可能导致这些症状的各种结构以及部位。这表明每种疼痛都有来源，临床医生有责任去确定准确的来源，以便确定合适的治疗方案[3,22]。

医生将关注的最后一个领域是症状影响患者生活质量的程度，以及该症状是通过什么方式来影响患者的。患者是如何应对的，是否有接受内部评估的需要？在采集病史的过程中，除了考虑一般的焦虑状态之外，还应尝试着确定与盆腔疼痛相关的焦虑状态。慢性盆腔疼痛患者的焦虑、抑郁和性功能障碍之间存在明显的正相关，医生必须认识到患者的情绪是否稳定以及其性格倾向，以尽量减少她诉讼的风险，并确保其舒适度[23,24]。

在采集病史期间，明智的医生会询问身体其他部位的皮肤疾病，并收集皮肤病家族史，因为该类患者可能更容易发生外阴皮肤疾病。病史应包括糖尿病、恶性肿瘤等疾病。

3.3 姿势观察和检查

倾斜角是评估过程中要测量的指标,其定义为髂后上棘(PSIS)与髂前上棘(ASIS)之间的假想线与水平线所形成的夹角(图 3.2)。女性的标准范围为 10°~20°。角度超过 20°时强烈表明腹部和骨盆肌肉组织的薄弱或功能无法有效地利用。角度的减小常常导致腰椎前凸变平。

"非对称是常态",但它也是脊柱旁肌肉组织的软组织变化、代偿性姿势和脊柱力学改变的一个组成部分[25]。Al-Eisa 等人发现,无论是侧位骨盆(LPT),即 ASIS 和 PSIS 的一侧较高,还是髂骨旋转不对称(IRA),即 ASIS 较高而 PSIS 较低, 侧屈时腰椎联合旋转与正常对称的腰椎旋转相比存在显著不同[26,27],相对于绝对的运动范围, 骨盆排列的精细解剖异常与腰椎的力学改变有关,这可能是评估腰痛患者功能缺陷的一个更好的指标[26,27]。因此,在评估患者时,注意位置的不对称是重要的,以便能够与之后做对比,这也有助于对每个患者形成独特的功能诊断。

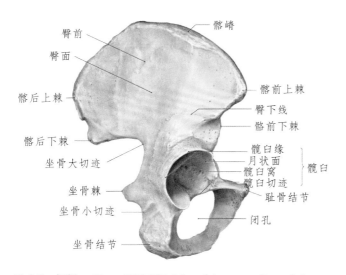

图 3.2 侧视。(From THIEME Atlas of Anatomy, General Anatomy and Musculo skeletal System, ⓒThieme 2005, illustration by Karl Wesker.)

临床要点

注意患者是如何平衡他们身体的。

教导他们通过有效的方法来维持自己的身体平衡以减少他们的痛苦,促进愈合。

非对称的姿势习惯可导致一系列的肌肉失衡,这将促使肌肉群的挛缩,伴随着拮抗肌伸长,表现为肌肉的薄弱和相对肥大以及拮抗肌的萎缩, 同时伴随着精细运动控制的丧失。这反映了肌肉综合功能的退化[25]。临床上,这被认为是患者维持站立和坐姿的方式。肌肉不断适应与重力相关的身体方向和姿势,而错误的姿势将导致重心的改变,这会对关节和肌肉系统产生影响。由于错误的姿势和位置,持续异常的机械感受器传入将导致脊髓刺激的变化,从而导致肌肉失衡。有害刺激通过外侧网状系统的中枢调节改变 γ 运动神经元的活性,从而导致肌反射亢进和肌活化顺序的改变。连续恶性的神经刺激会增加患者的疼痛体验。这种增强的疼痛体验可以进一步促进 α 运动神经元的激活,进而可能导致疼痛进展到共同胚胎起源的躯体结构。心理倾向也会进一步影响肌肉平衡和静息张力[25]。

临床要点

当伤害性刺激间隔≥3 秒时, 疼痛阈值降低, 患者疼痛增加。

通常情况下,为了稳定脊柱腰骶部,患者会遵从腹部强化的方法。如果盆底肌肉组织以任何方式受到损伤,那么髋骨和骶骨之间可能会发生分离。当发现骶骨是超低位时,在这种情况下,一定的倾斜角度可能更为恰当。而结果常常可以在 SIJ 后面看到球状结节。如图 3.3 所示。临床医生应该考虑在这种情况下前 SIJ 韧带发生了什么。

临床要点

前 SIJ 韧带功能障碍往往是 SIJ 持续性疼痛和盆腔功能障碍的原因,并且对局部治疗反应非常好。

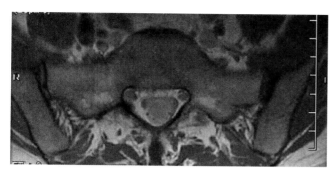

图 3.3　骶髂关节(SIJ),后方视野。

3.4 评估的一般概念

在检查骨盆疼痛患者时，应该采用渐进的方法。这种方法考虑到专业人员是否完成了对胸椎、腰椎、骶椎以及臀部和骨盆环复合体的评估和解释。该框架在本质上是渐进的，并且允许患者缓慢地整合到差异诊断模型中。这个前提也有助于医生决定是否暴露鞍区并进行内部检查。评估必须包括详细的病史、完整的检查，以及通过任何适当的辅助检查进行的功能检查。评估完成后，医生需要解释所得到的阴性以及阳性结果，以便了解疼痛的病因，并为临床诊断提供基础[3,22]。

尽管以下框架是症状再现的模型，但在评估和治疗盆腔疼痛患者的过程中，医生将通过避免导致患者过度疼痛或不适的操作和治疗来更好地为患者服务。患者疼痛的程度、次数和痛觉过敏程度之间有直接关系。因此，医生应该在评估和随后的治疗过程中尽量减少患者痛苦[8-13,28-32]。

医生应考虑到女性月经周期中疼痛阈值的波动。女性在经前期对疼痛的耐受性较低，而在黄体期则较高。痛经患者在月经过后疼痛耐受力会大大降低，特别是腹部[30]。

最后，医生必须了解外阴皮肤病的症状和体征(图 3.4)。这些体征和症状包括：瘙痒、灼痛、疼痛、酸痛、外阴外观变化或分泌物异常。这些患者往往会抱怨在排尿、性交和月经周期时症状加重。而外阴区和肛周区的检查将进一步帮助确定罹患外阴皮肤病的可能性。医生应该注意到裂痕和裂痕的持续时间，并

对其提出质疑。应该注意以下四种类型的皮肤状况：①炎性疾病；②感染；③肿瘤；④疱疹性疾病。炎性疾病包括皮炎(湿疹)、接触性皮炎、银屑病、扁平苔藓和硬化性苔藓。感染病原微生物包括真菌、细菌、病毒和寄生虫，如念珠菌、阴道毛滴虫和疱疹。肿瘤可以是良性或恶性的，包括恶性黑色素瘤和鳞状细胞癌。疱疹性疾病包括天疱疮和类天疱疮[21,33-36]。

在评估过程中，应注意到具体的动作和专项的检查(后文将会讨论)，以观察患者的反应。这些行动和检查是否会引起或减少患者的症状？医生应对涉及解剖结构的各种疼痛转诊模式了然于心，并且能够将引起患者疼痛或功能障碍的结构有条理地包括在内或排除在外。了解有共同胚胎起源的内脏结构以及在这个结构内，那些具有共同投射部位的体细胞结构，这些知识对于诊断是很有用的。考虑到脏器和 PFM 的多节段神经支配作用，肌肉骨骼系统的筛查部分包括胸椎、腰椎、骶椎和髋关节，应注意到微妙的模式以推断出脊柱或髋关节机械性损伤涉及或暗示的共同节段水平[3,21,22,37]。总之，医生应该从整体评估整个系统是如何运作的。以下因素可用于确定可能的持续性疼痛源：

- 生物心理社会因素：
  - 躯体化。
  - 持续动作。
  - 焦虑。
- 神经性因素：
  - 牵涉性疼痛。
  - 集中化、趋同化和敏感化。
- 关节制约因素：
  - 炎症方面/牵涉性疼痛。
  - 髋关节内部紊乱。
  - 关节病。
- 瘢痕的存在和制约因素：
  - 腹部。
  - 会阴。
  - 髋关节。
- 肌肉不平衡和全身无力：
  - 姿势错误。

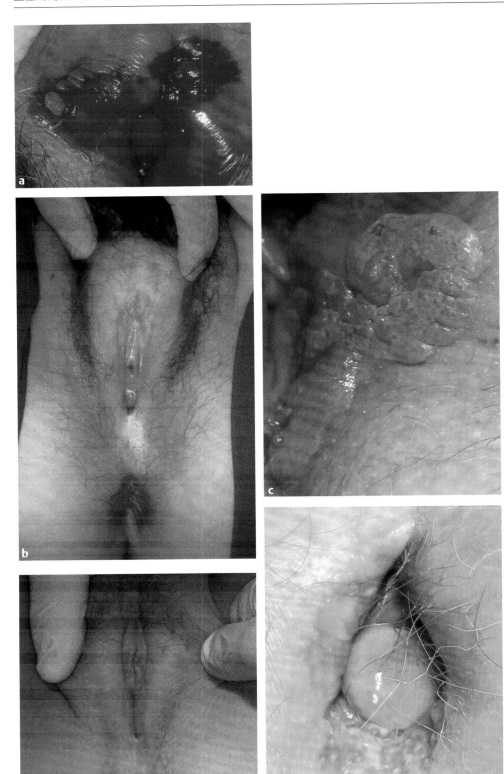

图 3.4　(a) 高级别鳞状上皮内病变患者的黏膜红斑。(b) 晚期硬化性苔藓患者的黏膜白斑。(c) 外阴鳞状细胞癌。(d) 硬化性苔藓。(e) 银屑病伴银屑病尖锐的红斑。(From Girardi F, Reich O, Tamussino K, Burghardt's Colposcopy and Cervical Pathology: Textbook and Atlas, Thieme Pub- lishers, Stuttgart: 2014. Used with permission.)

－坐姿。

－站姿。

尽管与 SIJ 相关文献中普通骨科人群存在矛盾，但有盆腔疼痛和妊娠史的患者往往表现出不对称的 SIJ 松弛。现已发现患有中至重度妊娠相关性疼痛和 SIJ 的不对称松弛(经 DUS 确认)的患者患中至重度产后盆腔疼痛的风险是正常人 3 倍以上[38]。在 Lukban 等人的研究中，测试 SIJ 功能障碍呈阳性的 16 名受试者，在接受 SIJ 治疗后，94%的性交困难、性交疼痛的情况得到改善[5,39]。

3.5 脊柱检查

对盆腔疼痛和功能障碍患者的评价，涉及胸椎、腰椎、骶椎以及 SIJ 和髋股关节。上述每一个结构都可以牵涉骨盆而引起疼痛，在考虑进行内部评估之前必须被排除。这里介绍的检查过程遵循 James Cyriax 博士的指导原则。临床上，骨科常有明确的线索提示引起患者疼痛的特定结构，与骨科情况不同的是，盆腔疼痛患者的诊断可能不是那么明确。医生在评估这些患者时，必须考虑到上述结构、转诊模式以及提纲列出的众多结构。任何患有慢性病的患者，往往合并其他病痛，更不用说骨盆疼痛。这对于新手甚至经验丰富的医生来说可能相当混乱。在评估过程中，要注意评估的结果是否是同时发生的，是否有因果关系或相关性[3,22,37]。

临床要点

通常可以观察到患者疼痛部位的骨运动明显减少。

与此同时，发现那些与患者主诉相对应的体征可能会直接或间接延长患者的疼痛周期。最常见的例子是实现和保持向前弯曲的姿势，这是一种懒散的姿势。在这种情况下，硬脑膜管承受相当大的压力，正如第 2 章中神经学所述，硬脑膜对拉伸非常敏感。脊柱的这种后凸排列也促使椎间盘往后部移动，进一步损害硬脑膜活动性和增加椎间盘病变的可能性。病因的

发现源于在评估过程中检查为阳性、症状可再现，并且诊断明确的病例。一个常见的例子是患有急性原发性后外侧椎间盘病变的患者，特定的事件引发患者的症状，特定的活动再现了这些症状。相关性研究结果将是最细微和难以确定的。医生应对疼痛的定位以及播散保持敏感，尤其是脊柱中央敏感部位。通常难以用一种操作来专门测试，因此其需要综合骨盆的微妙结构以及胚胎起源等知识来进行确定。表 3.1 是内脏结构及其胚胎体节的总结。

首先，观察患者的坐姿和站立倾向，并注意相对倾斜的角度、姿态的对称性以及他们保持姿势的自在情况(他们是坐立不安吗？)。之后，医生可以开始进行脊柱检查。患者开始是背对临床医生站立。医生用一只手沿着脊柱往下触诊，若注意到有一个成阶梯状的变形，表明可能存在脊椎前移。在此之后，医生以完全内旋的方式将其双手放在髂嵴上，而且力度均衡地按压。这将使医生注意到患者的触诊耐受性，另外还可确定局部肌肉组织和髂嵴相对高度是否对称。在保持前臂旋前位置的同时，应该以这样的方式沿着髂后嵴移动拇指，从而感受微妙的起伏。移动的大拇指先向上，然后落在髂嵴的后面。一旦开始"降低"，就要将拇指转向头侧，然后向上压。这时应该感觉到一个坚实的部分——髂后上棘 (PSIS)，S2 可以作为两个 PSIS 之间的中点。接下来，要求患者向左侧弯曲，再向右弯曲，然后向医生后方伸展。一旦完成这些动作，并且在医生完成了 PSIS 的触诊后，再要求患者前屈。这是 SIJ 常规的弯曲测试。相比对侧，若一侧 PSIS 移动性更大，表明在移动度大的一侧可能存在移动性降低的情况。随后，医生将双手放置在预定位置，可以很容易地进行下面的测试，即所谓的吉列(Gillet)测试[译者注：Gillet(骶骨固定)试验，也称为同侧后旋试验。患者站立，检查者坐于患者后方，一手拇指放于髂后上棘，另一手拇指平行放于骶骨上。让患者单腿站立，另一侧下肢尽量屈向胸部。这使同侧的髋骨和骶骨均向后旋转。两侧对比。如果膝关节屈曲侧(同侧)骶髂关节移动很少，则表示骶髂关节活动度降低，也称为"绞锁"，也就是说试验阳性。正常情况下髂后上棘应该向下移动](或 march 测试或 stork 测试)。触诊的手指保

表3.1 内脏结构及其胚胎体节总结

器官/关节	C3	C4	T6	T7	T8	T9	T10	T11	T12	L1	L2	L3	L4	L5	S1	S2	S3	S4	S5	Co1	Co2
胸锁关节	X	X																			
胰腺				X	X	X															
肝脏			X	X																	
胆囊			X	X	X	X	X														
胃/十二指肠				X	X	X	X														
小肠						X	X	X	X	X											
附睾							X	X	X	X											
升结肠							X	X	X	X											
肾脏							X	X	X	X											
阑尾								X	X	X											
输尿管								X	X	X											
膀胱底								X	X	X											
子宫颈								X	X	X											
膀胱颈								X	X	X											
阴道										X	X										
肾上腺								X	X	X											
卵巢/睾丸								X	X	X											
结肠弯曲												X									
乙状结肠																X	X	X	X		
前列腺																X	X	X	X		
尿道																	X	X	X		
直肠																	X	X	X		

持在 PSIS 上，对侧拇指移动到骶骨上。然后，要求患者将髋部弯曲或与 PSIS 上的拇指一致的方向。在髋关节活动过程中，应注意到 PSIS 上的拇指相对于骶骨上拇指的运动。正常情况为 PSIS 拇指先移动，随后骶骨拇指移动。当以上两者，即 PSIS 和骶骨作为一个单位移动时，应当怀疑同侧 SIJ 的移动性降低。结合以上发现可以使医生有机会鉴别 SIJ 的局部活动性，并且可以帮助医生理解其作为疼痛发生器的潜力。

> **临床要点**
>
> 作者考虑到了当前对 SIJ 运动测试的可靠性以及当前问题研究的真实性。
>
> 然而，作者发现，当与精确的触诊合并使用时，它们对辅助功能性诊断是非常有用的。

让患者面对医生单脚站立，并轻握其手，然后抬起脚跟 10 次，以评估 S1 神经根。如果怀疑 SIJ，可以通过让患者单脚跖屈到最大程度，然后将跟骨"掉落"到地面来进行落踵试验。SIJ 疼痛为阳性（图 3.5）。

然后，采取坐位进行评估，患者采取肩胛骨被动的方式来间接评估 C8~T2 神经根和颈部弯曲度，这也可用来评估硬脑膜的活动性。如果怀疑胸部病变，此时可以采取主动和被动旋转来评估。

然后采取仰卧位。患者将一侧前臂或双臂放置在腰椎前凸上以保持稳定性。在患者仰卧的情况下，医生慢慢地让其腿部笔直向上抬，从而使髋关节屈曲，膝关节向末端延伸，以评估直腿抬高动作。如果患者主诉有坐骨神经的张力性疼痛，或者医生"感觉"到坐骨神经紧张，则可以将足部屈曲成背屈，并且根据 Neri 所述的实验进一步把颈椎屈曲以使硬脑膜的活动性得到改善[40]。

完成直腿抬高试验后，医生可以让患者弯曲膝盖，并将膝盖贴近胸部，评估髋关节的弯曲度。然后，使髋关节撤回到 90°的屈曲状态，来评估其内旋和外旋程度。如果怀疑有唇部病变，可以将髋关节最大程度内收，然后内旋。由于患者的大腿跨过医生的胸骨而保持稳定，并且对患者腹部施加反作用力，因此可以通过让患者主动弯曲他们的髋部来检查 L2 神经

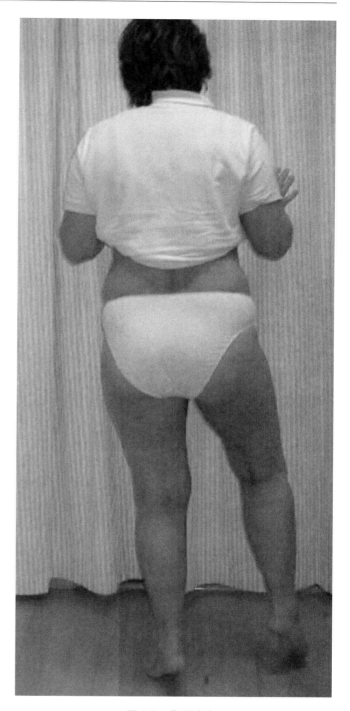

图 3.5　落踵试验。

根/肌肉。医生可以通过进行 Östgaard 试验来评估 SIJ，将患者手末端放在其骶骨部，同时使患者保持髋关节屈曲成 90°的状态，通过使患者的膝盖压向胸骨部产生的 SIJ 剪切力以及持续一分钟的轴向压力提供通过

股骨的驱动力。阳性结果是指 SIJ 产生局部疼痛。随后患者可将腿放松并放在桌子上，使医生的位置保持在患者的骨盆之上。医生将手掌沿着 ASIS 的侧缘放置，并通过对骨盆施加压缩力，压缩耻骨联合并牵拉 SIJ，过程持续一分钟。阳性结果是指有疼痛。一分钟后，在保持患者骨盆位置的基础上，医生取横向位置。手掌沿着 ASIS 的内侧边缘放置，施加压力使耻骨联合间隙增大，并从后面对 SIJ 施压。

为了进一步评估 SIJ 及其韧带的受累情况，可采用以下步骤：

- 髂腰韧带：
  - 屈曲的髋关节向对侧髋关节内收。
  - 最大程度内收时，通过股骨施加轴向压力。
  - 腹股沟区刺激性疼痛被认为是阳性结果，要注意排除髋关节病变以便做出诊断。
- 骶骨和骶髂后韧带：
  - 屈曲的髋关节向对侧肩部内收。
  - 最大程度内收时，通过股骨施加轴向压力。
  - 阳性结果为 S1 皮肤区刺激性疼痛。
- 骶旁韧带：
  - 患者的髋关节最大限度地向患侧肩部弯曲。
  - 在髋关节最大程度屈曲时，通过股骨施加轴向压力。
  - 阳性结果为 S1 皮肤区刺激性疼痛。

然后检查局部瘢痕，注意它们的部位、柔韧性和症状来源。医生应该有统一的方法来检查瘢痕，以确保一致性和可重复性。从上缘到下缘或者最左缘到最右缘是一种常见的策略[41]（图 3.6）。可以如下方式评估瘢痕的柔韧性：触诊手指沿着切口，通常从一侧边缘开始（例如左边），在触诊手指与瘢痕保持接触的同时，将瘢痕向左、向右、向上、向下推移。这通常被描述为类似于使用指南针：从东到西，从北到南（图 3.7 至图 3.10）。

接下来，医生将手沿着患者腿部的长轴向下移动，停在膝盖处。当膝关节保持最大屈曲角度（~30°）时，可评估髌骨的深部腱反射（DTR）（L3）。

然后，逐渐移向尾端，更仔细地评估腰椎皮节，或按照前面概述进行双侧浅感觉判断。仰卧位的测试包

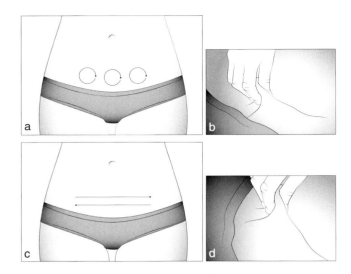

图 3.6 瘢痕处理技巧。

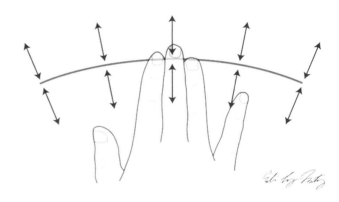

图 3.7 From Wallace, K. Reviving Your Sex Life after Childbirth; your guide to pain-free and pleasurable sex after the baby. 2014. Used with permission.

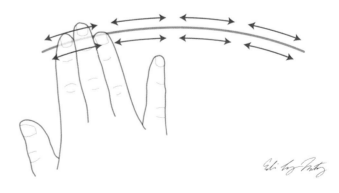

图 3.8 From Wallace, K. Reviving Your Sex Life after Childbirth; your guide to pain-free and pleasurable sex after the baby. 2014. Used with permission.

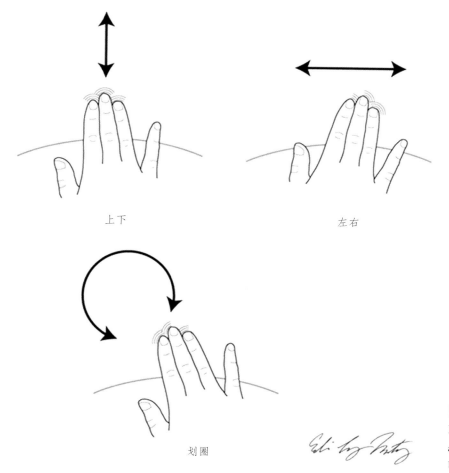

上下

左右

划圈

图 3.9　From Wallace, K. Reviving Your Sex Life after Childbirth; your guide to pain-free and pleasurable sex after the baby. 2014. Used with permission.

括 Babinski 征，该反射通过钝尖的金属棒自足底外侧从后向前快速轻划至小趾根部，再转向蹬趾侧来进行评估。此时医生站在患者足端，可以进行腰丛的徒手肌力测试(MMT)。患者仰卧时，可以用一只手固定胫骨远端，而另一只手(用虎口沿着踝部)抵抗其背屈(L4)。在固定胫骨的同时，医生的手从踝部横向移动到第五趾的侧面以抵抗外翻(L5~S1)。最后，评估双脚大蹬趾伸展性(L4~L5)。

　　此外，还可以进行一系列的补充测试。怀疑有内脏疾病时，首先进行 Carnett 试验，即患者取仰卧位，检查者通过腹部触诊找到患者疼痛症状最明显处，将手指停留在疼痛点，然后要求患者仰卧起坐(交叠手臂半坐)。如果疼痛来源于腹腔内脏，该体位抬高了检查者指端，紧张的腹壁保护腹腔脏器，故患者会诉腹部不适感减轻；而如果疼痛来源于腹壁，患者在该体

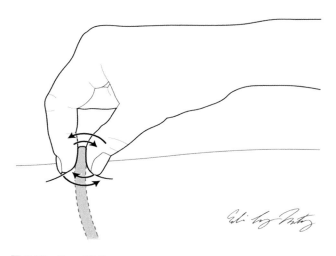

图 3.10　From Wallace, K. Reviving Your Sex Life after Childbirth; your guide to pain-free and pleasurable sex after the baby. 2014. Used with permission.

位时下腹肌紧张会使疼痛加剧。在进行仰卧起坐运动的过程中，医生应注意另外一点——Beever 征。在仰卧起坐过程中，医生应注意肚脐。在仰卧起坐时，肚脐通常保持在一个位置，它不会移动。如果看到移动，就要注意其移动的方向。往上移动表明 T10~T12 神经根病变，向上方两侧移动表明与移动方向相反侧的 T10~T12 神经根病变，而向下方移动表示 T7~T10 神经根病变，向下方两侧移动表示与运动侧相反的 T7~T10 神经根损伤。进行仰卧起坐时另一个要观察的是腹直肌反射。此时可以使用棉签或叩诊锤的末端进行腹壁反射评估。由上腹、中腹、下腹轻滑至脐，此时会看到局部腹肌收缩。阴性表示在 T7~L2 处存在下运动神经元损伤。如果怀疑髋关节内收肌肌腱病变，则应在髋关节屈曲为 0°时进行检查，以排除股薄肌病变；在髋关节屈曲至 45°时，排除长收肌和耻骨联合病变；在髋关节屈曲至 90°时，排除耻骨肌病变。

患者处于俯卧位时，继续进行被动膝关节屈曲试验以评估股神经的活动性。医生在执行这个步骤的过程中要小心，轻轻地将手放置在 L1~L3 区段以感受相关神经的活动性（图 3.11）。在膝关节被动屈曲期间，这些神经受到束缚，医生经常会在 L1~L3 触诊时感觉到有肌束震颤。在进行俯卧式膝关节屈曲操作后，应稳定住股骨远端，并抵抗膝关节屈曲和伸展：分别为 S1~S2 和 L3~L4。上述操作完成后，可以通过将脚踝放置在背屈位置来进行 Achilles DTR 评估。然后，在双侧臀大肌处进行钳夹。要求患者收缩臀肌。强度的差异可能表明 S2 神经根病变或 SIJ 炎症（"死对头"综合征）。如前所述，医生触诊 S2 时，利用小鱼际对骶骨施加推力，并用手指/手加强。CPA（后中央–前部）保持 1 分钟，以便评估相对移动性和症状起源。然后，通过腰椎继续进行 CPA，如果医生怀疑胸椎受累，则胸椎也要进行。每个 CPA 都将作为"延展性评估"，在此期间，医生将评估患者对关节运动的耐受性，确定患者是否出现症状改变如加重或减轻。

临床要点

L1–L3 ZAJ 指 SIJ 区后部及相应的髋关节肌肉组织，经常被误诊为"梨状肌综合征"。

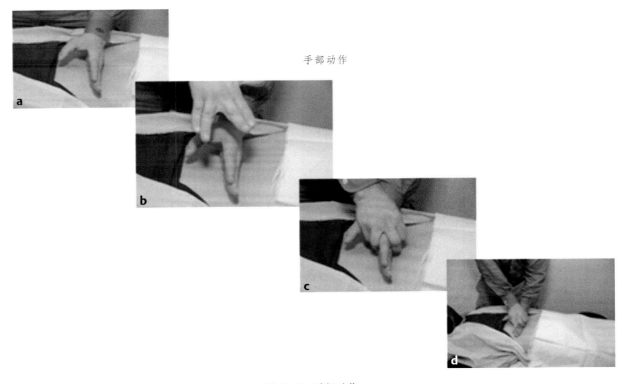

手部动作

图 3.11　手部动作。

为了评估髋臼后唇，患者取俯卧位，医生使髋关节被动性过伸，然后外展，再外旋。疼痛意味着后唇可能撕裂。

3.6 盆腔检查——概念

在进行盆腔检查之前，医生应回顾到目前为止的临床发现。为了最大限度地提高患者的舒适度，并提供最佳的护理，应先确定患者是否需要进行盆腔检查。以下情况将有助于医生做出这一决定：

你的患者能坐吗？根据南特标准，阴部神经痛患者将无法保持坐姿，盆腔内部评估有助于确定阴部神经痛的位置和原因[42]。

患者在站立或坐姿时是否表现出不对称的姿势？髋关节和（或）脊髓节段是否存在限制，并且是否有提到与盆腔相关的症状？臀部或脊椎的活动是否影响症状？如果不是，内部评估可以延期。否则，适当进行盆腔内部评估。到目前为止，评估测试和测量结果是否为阴性，患者的表现是否真实？如果是这样，适当进行盆腔内部评估以确定疼痛的原因。

鞍区是否有创伤史？是外科损伤，分娩损伤，还是创伤？如果有，那么适当进行内部评估。

在评估过程中，是否存在节段性的运动限制或者节段性的力量损失？这个节段是否与内脏胚胎的起源相关？如果是的话，这个部分活动是否会影响患者的症状和临床表现？如果是这样，可推迟内部评估。否则，适当进行内部评估。

内部检查的目的是准确评估盆底肌肉系统自主收缩和舒张的能力，注意肌力和体积的相对状况[43-49]，注意阴道和直肠管内的任何瘢痕或纤维性病变，并定位其解剖位置[45,46,48]。通过外部触诊对盆底肌肉（PFM）进行准确的功能评估是不可能的，因为这需要透过大约 10cm 厚由脂肪填充的直肠窝来评估[50]。尽管与三维和四维 DUS 相比，盆底缺损的手指触诊评估效果较差[43,44]，但它确实为临床医生进行评估提供了一个性价比高的评估方法。在进行内部评估的同时，通过练习和注意细节，医生在识别内部骨盆结构方面可达到 70.2% 的准确性[51]。经过培训的医

生在 29 名女性中，检测到 9 名有肌肉缺陷；专业临床医生在 29 名妇女中，检测出 13 名有肌肉缺陷[51]，并且发现 29 名中有 8 名的肌肉体积缺少是器官脱垂和压力性尿失禁的预测指标。应该注意的是，他们对可触摸的肌肉"体积"与测量的力量或耐力进行了比较[52,53]。

肛提肌损伤是阴道分娩的常见后果，可通过阴道触诊检测。Dietz 和他的同事在 20% 的受试者中发现了肛提肌损伤，81% 的评估者意见一致[43,46,49]。肛提肌损伤的触诊检测比 DUS 的诊断重复性要低[43,46,49]。如果下耻骨支的耻骨直肠肌分离，则可通过触诊诊断撕裂伤。收缩时，通过可触及的肌肉凸起进行检测。在肌肉完全正常或完全被撕脱的情况下，80% 的检测结果一致。在评估过程中，对肌肉组织相对较薄且萎缩的患者进行这种评估存在困难。那些有部分撕裂、失神经支配，或表现比较低调的患者需要有更强的临床能力才能检测到病变[43,46,49]。

> **临床要点**
> 当患者加强其骨盆底时，肌肉完整性的局部损伤通常更加突出且更容易被检测到。

耻骨直肠肌的撕脱可由于阴道分娩引起，并伴有器官脱垂和肛门括约肌撕裂，从而导致大便失禁，也与首次分娩时产妇的年龄和阴道分娩过程中是否使用产钳有关[44,49]。

在进行视诊和体格检查之前，必须对患者进行有关评估的适当说明，然后签署知情同意书。美国体育治疗协会（APTA）指出，内部检查和治疗均属于物理治疗师的技能范围，且适用于特定疾病的评估和治疗。虽然没有明确要求，但建议有第三者在场，以减少诉讼的风险。APTA 的建议包括所有的内部物理评估和治疗[54]。

在开始盆腔检查之前，请将患者从腹部到脚踝的部位予以适当的遮盖。让他们轻松地了解盆腔检查的概念，并给予他们口头安慰。建议医生在视诊马鞍区甚至接触生殖器之前，应从患者那里获得口头许可。医生应在获得骨盆或骨盆结构（包括生殖器）的检查

许可时做到专业且易懂。告知患者：什么部位将会被触及，什么时候需要放松，并确保患者了解谁将接触他们的身体，以及接触身体哪个部位。

如果需要在就诊时同时进行阴道和直肠检查及治疗，那么医生在评估和治疗一个区域后必须取下手套，换一个干净的手套，然后再评估和治疗另一个区域。这样做，可减少不经意间传播人乳头瘤病毒（HPV）和其他接触性病毒、疾病和体液的可能性。HPV 在很干燥的环境下仍可以存活一周[55]。

生殖器和会阴部的外部检查[56]可以为临床医生提供有关皮肤状况、会阴部瘢痕和阴道口营养状态的信息，以及关于后部连合与尿道外口、会阴抬高和静息下降迹象的关系（图 3.12）。

阴道前壁应位于处女膜环上方[21]。尿道口脱垂可能由以下三种原因引起：

1.耻骨膀胱筋膜的阴道旁附着分离。

2.阴道与宫颈的附着分离。

3.耻骨膀胱筋膜撕裂引起膀胱疝气、膀胱膨出。

如果发现子宫颈位于处女膜环内 1cm，则子宫脱垂的可能性大大升高。直肠阴道筋膜中的缺陷将被视为处女膜环下方阴道的后移。当盲端和肠膨胀并且凸出阴道后壁时，则存在直肠膨出和后肠疝。

在最初观察鞍区和生殖器时，临床医生应注意骨盆的静息状态，以便了解患者的情况。会阴是否升高，是否有增加的静息张力？ 如果是，临床医生应谨慎处理，因为患者可能患有导致盆底张力亢进的疾病。患者有没有骨盆松弛？ 这可能导致阴唇分离和尿失禁。

在评估过程中，熟悉解剖学的医生可通过触诊和 MMT 来辨别肌腱病的存在。这种做法是必要的，以便在识别 PFM 时尽可能准确。MMT 可能需要患者预先绷紧所需的肌肉，以检测患者是否能够收缩肌肉，以及收缩是否引起疼痛。这对于与髋关节连接附着的肌肉很容易实现。对于那些没有与髋关节连接的肌肉，可以通过手动将肌肉收缩成与纤维方向平行、远离骨骼附件的方式来施加预张力[57-60]。对于急性肌腱病，常见症状是可触及摩擦感和肿胀，并伴有腱旁组织水肿和充血。与急性病变相比，更多的慢性肌腱病较少出现心悸和水肿，但伴有纤维素性渗出物和

肌成纤维细胞增殖，以及粘连导致腱周组织的明显增厚[57-60]。医生的判别性触诊会发现那些受到不良影响的组织存在摩擦感。在触诊手指下，摩擦感类似于颗粒感，并且常伴有压痛和疼痛[57,59]。

MMT 也会给医生提供肌肉组织收缩能力方面的信息。肌肉收缩有力但疼痛，提示局部肌肉腱鞘病变。肌肉收缩无力伴有疼痛，提示急性撕脱伤或更大的急性肌腱损伤。当 MMT 软弱无痛时，表明肌腱结构（Ⅲ级）的破坏更大，或者是神经系统完整性受到破坏。正如在评估周围关节时所执行的一样，在确定所涉及的结构受到损伤的程度时，医生将评估并比较两侧，使用分指技术是确定是否存在 PFM 不对称的一种方法（图 3.13）。值得注意的是，这种分指技术是在骨盆底层的每一层进行的，从第一层、第二层再到第三层，逐层比较两侧的结果。

> **临床要点**
>
> 同侧 SIJ 功能障碍和球囊海绵体肌反射降低之间经常存在关联，并且骨盆肌肉系统的手动肌肉测试较弱但无痛。

3.7 骨盆检查——执行

为使其感觉最为舒适，可以给患者的腹部至脚踝盖上外套或床单，医生坐在床旁的座椅上。患者保持膀胱截石位（仰卧并保持双腿屈曲），医生询问患者能否检查生殖器（图 3.14）。获得许可后，可开始进行查体，并观察鞍区。观察有无外阴皮肤病变及体征？外生殖器及肛周的情况如何？是否有瘢痕？阴道口的发育状况？注意任何显示机体存在阴唇缺如或阴唇不对称闭合的迹象？是否存在阴道或肛门的脱垂？脱垂是高位因素还是低位因素？

视诊结束，取得患者同意以继续查体。视诊阴唇并检查伴随着阴道口的收缩及内向运动、会阴的缩短和拉伸及肛门的收缩，会阴的结构比如阴蒂是否出现后移。观察是否有腹肌、臀肌和（或）内收肌收缩不协调，有则暗示患者隔绝 PFM。医生要求患者咳嗽，观察

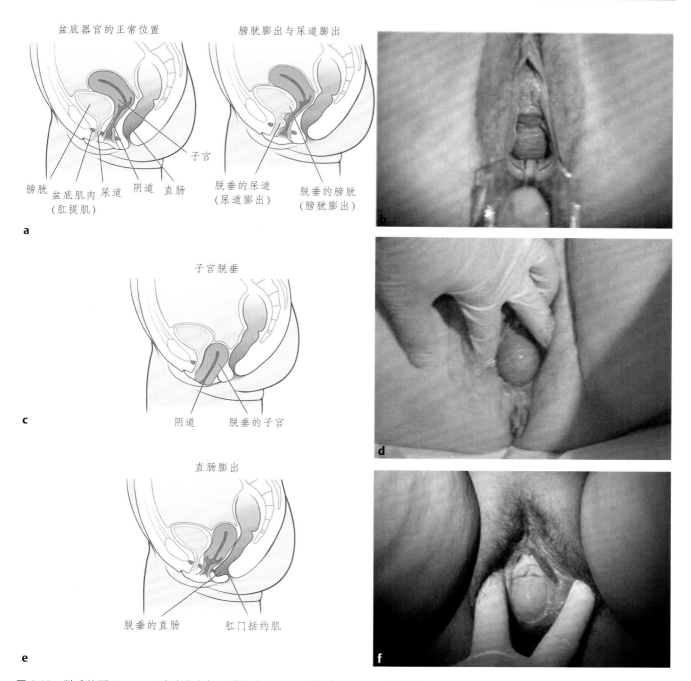

图 3.12　脱垂的原理。(a,b)膀胱膨出与尿道膨出。(c,d)子宫脱垂。(e,f)直肠膨出。(From Reece, EA, Barbieri, RL, Obstet rics and Gynecology: The Essentials of Clinical Care, Thieme Publishers, Stuttgart: 2010. Used with permission.)

PFM 的反射性收缩(评估 T6~L1 及 S4~S5 的整体功能),同时记录是否有任何的渗漏及外观(如阴唇的分离),接着分开阴道口,触诊阴道,下拉会阴和(或)脱垂的阴道壁。

触诊会阴时动作要轻柔。患者可能十分脆弱或焦虑。告知患者所要做的检查,得到患者的允许,通常可以缓解患者的焦虑并提高患者对其身体的控制度。医生坐在检查床的旁边,患者保持舒适的膀胱截石位,

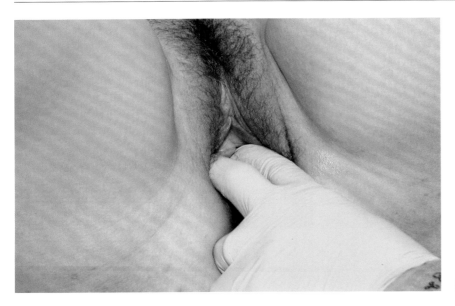

图 3.13　分指肌肉测试。

开始触诊起于耻骨的内收肌，该处非常接近私密区域，大概在会阴 9 点钟的位置。

按照如下所述，系统地进行鞍区的触诊。系统性触诊的目的是评估患者对触诊的耐受性，并评估骨盆的第一层肌肉组织结构。由于这个区域存在大量的非收缩性组织，PFM 温和地收缩可以帮助医生触诊肌肉或局部非收缩组织。

如图 3.15，严格的触诊应从坐骨结节开始，然后评估压力。对于来源于坐骨结节外部的横纹肌，应评估其表面的柔软度、张力及有无捻发感。示指轻柔地按压前部及稍超出阴蒂的区域进行触诊。随着触诊的进行，评估坐骨海绵体肌表面的柔软度、张力及有无捻发感。触诊阴蒂之前，医生会翻开阴蒂包皮，因为其阻碍活动，但该过程可能会使患者产生疼痛，留下不适感。阴蒂包皮翻开后，用适合的钳子轻柔地触诊及评估球海绵体肌表面的柔软度、张力及有无捻发感。在会阴处，将触诊的手指放至坐骨粗隆处，从该位置开始，触诊会阴内部及表面的浅表横纹肌，评估其表

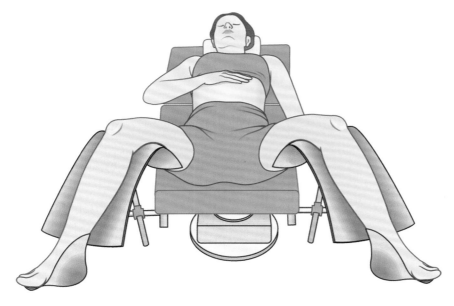

图 3.14　膀胱截石位。（From Reece, EA, Barbieri, RL, Obstetrics and Gynecology: The Essentials of Clinical Care, Thieme Publishers, Stuttgart: 2010. Used with permission.）

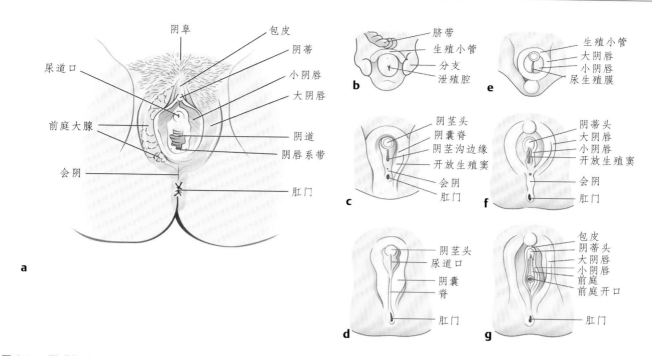

图 3.15 阴道触诊图。(From Reece, EA, Barbieri, RL, Obstetrics and Gynecology: The Essentials of Clinical Care, Thieme Publishers, Stuttgart: 2010. Used with permission.)

面的柔软度、张力及有无捻发感。相似的步骤也适用于男性患者的检查,除了翻开包皮外是一致的。阴茎轴的翻开也可提供信息,但不太可能产生疼痛,除非是女性阴蒂包皮。

小阴唇是更小、更薄的覆盖阴道的皮肤。需检查小阴唇表面的颜色、损伤的位置及组织的活动性;粘连的地方可能会产生疼痛。在小阴唇的长轴,手指的翻动及移动不应该引起疼痛。小阴唇应该是柔软的。外阴前庭的完整性可通过医生检查后部的阴唇系带、处女膜残余、前庭腺体、Skene 腺体和尿道的完整性来辨别。Hart 线是将小阴唇和前庭分开的线,触诊应是舒适柔软的。在检查过程中,除了注意疼痛的刺激和肌筋膜的柔韧性外,还应注意肤色的连续性、炎症的表现、疣、肿块和溃疡。

继续评估 PFM 的检查(图 3.16)。建议肌肉组织的评估应从第一层、第二层到第三层,逐层左右对比,并记录下来。像肩关节一样,骨盆肌肉组织也可能存在单侧功能障碍和损伤,检查骨盆底的功能时,由医生来判断是否存在不对称的情况。在肌肉疲劳前,医

生通过观察总持续时间和快速收缩的次数以及肌肉的耐力,来对肌肉组织的整体强度进行评估。也可以使用分指技术,一层一层地评估患者上述肌肉组织的强度和耐力,以及两者的协调能力。在未注意到总体是否对称或者判断总体对称性有困难时,这种检查方法是有帮助的。当发现不对称的部位时,由医生判断部位出现不对称的原因:局部是否有瘢痕?是否发现有神经残留?前 SIJ 韧带是否发炎并反射性抑制局部肌肉的活动?

> **临床要点**
>
> 常见的发现是 SIJ 活动度减小,低反应性球海绵体肌反射以及 PFM 单侧薄弱。

检查完三层 MMT 后,医生将手指伸进阴道进行阴道的触诊,以评估阴道表面(图 3.17)。采用滑行触诊来触诊阴道两侧,可以为医生提供局部表面的柔软度、张力及是否有捻发感等信息。必须注意患者的皱褶及自然的阴道轮廓和纹理。当紧绷的瘢痕被触及

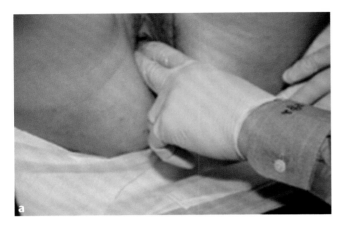

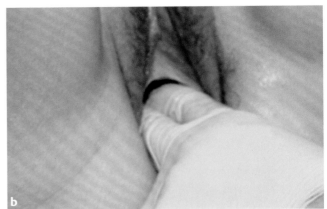

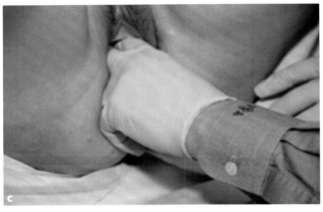

图 3.16　(a-c)分指技术评估盆底肌肉结构:第一层、第二层和第三层。

时,患者一般会描述"就是它!"要评估阴道 360°范围内的柔软度和有无肌肉结节。

阴道触诊后,可以将手指插到阴道后更高的位置来触诊 S2,利用耻骨联合的后下方作为导向,直到触及骶骨的前部(图 3.18)。

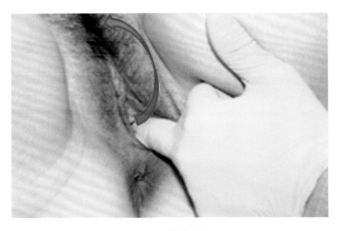

图 3.17　阴道触诊。

在对 S2 进行触诊后,将触诊的手指向医生自己的方向滑动,并注意骶前沟。然后,在骶骨的前部进行一个 Tinel 试验,从右到左进行比较,并注意是否出现相同的症状。从 S1~S4 骶神经的触诊中,医生的手指进一步向外侧移动,会感觉好像是在"从悬崖上滑下"到另一个坚硬的结构——坐骨棘。在那里,医生应仔细触诊 Alcock 管,再进行一次 Tinel 试验。这时也可以在更高的侧壁触诊闭孔内肌,感觉类似一个"弹簧垫",然后进行髋关节外展 MMT。

最后进行球海绵肌反射的检查。医生将大拇指屈曲至 90°并垂直放在阴蒂包皮的侧面(或在男性的阴茎底部),小拇指轻轻按压外部的肛门括约肌,其余伸入阴道的手指用来保持在触诊过程中对外部的敏感性。接着用 DTR 叩诊锤叩诊大拇指指间关节,注意不要叩到患者。正常情况下可看到快速收缩的 PFM 和(或)外部肛门括约肌。要注意和处理不对称的情况。这个过程可评价阴部神经阴蒂分支的传入

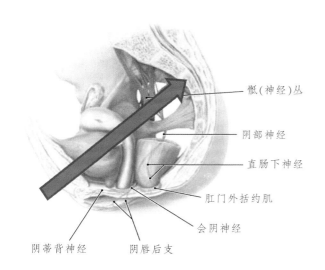

图 3.18 触诊 S2。(From THIEME Atlas of Anatomy, General Anatomy and Musculoskeletal System, ©Thieme 2005, illustration by Karl Wesker.)

——图中标注——
骶(神经)丛
阴部神经
直肠下神经
肛门外括约肌
会阴神经
阴蒂背神经
阴唇后支

支和阴部神经下痔分支的传出支。这个反射涉及 S2~S4 段神经[61-64]。类似于股四头肌或二头肌 DTR,正常的反应是 PFM 快速收缩。低敏性和高敏性也有类似的定义。

直肠评估也以类似的方式进行(图 3.20)。在坐骨管状体上重新开始触诊,注意会阴浅横肌的起源,判断组织的连续性、张力、有无捻发感和压痛。当医生手指从肛门向内侧移动时,可触及明显的骶结节韧带,

需注意组织的连续性、张力、有无捻发感和压痛。在会阴的前面继续触诊,评估外部肛门括约肌组织的连续性、张力、有无捻发感和压痛。最后,可以评估会阴浅横肌的内侧和腹部组织的连续性、张力、有无捻发感和压痛。浅表肛门反射可通过轻轻敲打外部肛门括约肌来评估。正常的反应是轻微的反射性收缩。肛门反射可用于评估 S3~S5 脊神经根的完整性。在最初的直肠触诊过程中,应注意深肛门反射,并通过 PFM 的反射性收缩评估 S5 神经根的传导性。在直肠检查中,需要触诊三层 MMT,由于靠近肛管和肌肉组织的起源,识别三层肌肉组织很困难。可以通过在 S1~S5 的骶骨沟中轻轻移动触诊的手指来进行 Tinel 试验,类似之前描述的方式,也可以用 Tinel 试验进行检查阴部神经。

如果有跌落病史,且碰撞在尾骨上,则必须进行骶尾骨的活动试验。为了做到这一点,要求患者处于俯卧位,并在腹部放置一个枕头。然后轻轻插入一根润滑的手指至掌指关节根处,这个位置可使手指弯曲,以便于触诊尾骨。用内部手指和外部的拇指来稳定尾骨。稳定后,通过腕关节的弯曲/伸展施加轻柔的压力,使尾骨弯曲和伸展。医生可通过前臂的旋前或旋后来评估骶骨、尾骨的旋转情况,也可通过前臂向桡骨和尺骨的偏移来评估相对侧屈的情况。正常情况应是骶、尾骨屈曲,伸展,旋转和侧屈无疼痛且无

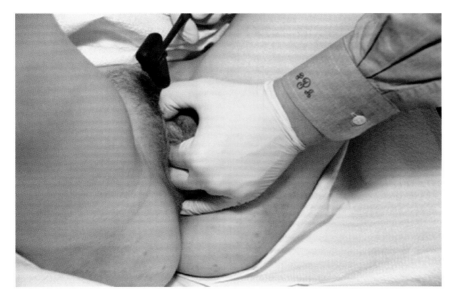

图 3.19 球海绵体肌反射。

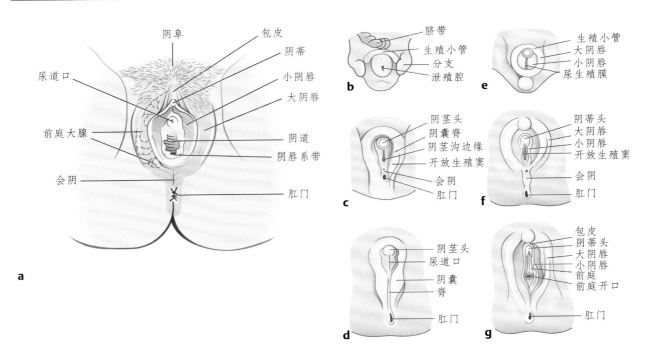

图 3.20 肛门直肠触诊图。(From Reece EA, Barbieri RL, Obstetrics and Gynecology: The Essentials of Clinical Care, Thieme Publishers, Stuttgart: 2010. Used with permission.)

受限。

如果在评估过程中，医生怀疑患者的疼痛是由一种中枢神经敏感的脊髓节疼痛所引起的，那么必须配合内部触诊和脊柱松动进一步检查。这一发现可能包括阴道深部痛，及形成瘢痕的创伤史。记住，腹腔内盆腔脏器和阴道近端 2/3 的疼痛是由子宫、阴道和盆腔神经丛、上腹下神经丛、下腹下神经丛，以及从 T11~T12 到 L4~L5 的腰椎神经丛来传递的。在内部触诊和脊柱松动检查的基础上，医生应仔细分辨并触诊患者确切的疼痛部位。这一区域通常有局部肌肉痉挛，患者常会迅速确认"你触及我疼痛的地方了"。松动将以分级形式进行（在第 5 章讨论）。如果医生的怀疑是正确的，那么患者和医生都会注意到，如果有痉挛组织会发生明显的变化，患者会感觉到疼痛减轻。如果医生不能在内部触诊时调动脊柱活动，则可单独使脊柱活动，然后再检查疼痛组织。患者的疼痛或组织张力的变化是一个强有力的指标，表明存在脊柱功能障碍，并且至少在一定程度上会引起患者

的持续疼痛。侧卧的脊柱松动如图 3.21 所示，将在第 5 章中阐述，其被认为能很有效地缓解疼痛。然而，如果医生不具备在进行脊柱松动的同时进行内部评估的能力，那么可以选择其他的脊柱松动方法，如中央后侧到前侧（CPA）或单侧的后侧到前侧（UPA）也同样有用。在进行脊柱松动时，保持内部触诊的目的是让医生和患者都能有机会立即分辨出因脊柱治疗而引起的内部症状。

> **临床要点**
>
> 在评估过程中，要考虑患者疼痛的位置：阴道或直肠近端 2/3 或远端 1/3。
>
> 是否有其他的发现，如节段性减少，俯卧膝关节屈曲试验或直腿抬高试验阳性，或特定的肌层参与，显示特定的脊髓节？
>
> 运用表 3.1，是否存在共同胚胎起源的相关发现？
>
> 如果是这样的话，内部触诊时进行脊髓松动可以证实脊髓的损伤。

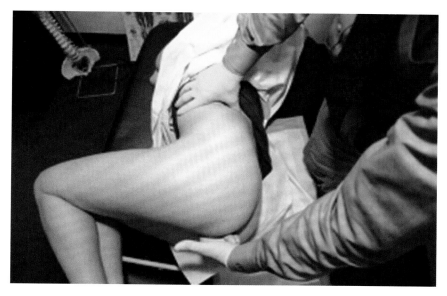

图 3.21 内部触诊及脊柱松动。

（陈丽丽 黄梅梅 译 孙蓬明 校）

参考文献

[1] Khan KM, Cook JL, Maffulli N, Kannus P. Where is the pain coming from in tendinopathy? It may be biochemical, not only structural, in origin. Br J Sports Med 2000; 34: 81–83

[2] Khan KM, Cook JL, Taunton JE, Bonar F. Overuse tendinosis, not tendinitis part 1: a new paradigm for a difficult clinical problem. Phys Sportsmed 2000; 28: 38–48

[3] Ombregt L, Ed. (2003). A system of orthopaedic medicine (2nd ed.). Philadelphia, London: Churchill Livingstone

[4] Boyling JD, Ed. (2004). Grieve's modern manual therapy (3rd ed.). Edinburgh, London, New York, Oxford, Philadelphia, St. Louis, Sydney, Toronto: Churchill Livingstone

[5] Lukban JC, Parkin JV, Holzberg AS, Caraballo R, Kellogg-Spadt S, Whitmore KE. Interstitial cystitis and pelvic floor dysfunction: a comprehensive review. Pain Med 2001; 2: 60–71

[6] Carter JE. Diagnosis and treatment of the causes of chronic pelvic pain. J Am Assoc Gynecol Laparosc 1996; 3 Supplement: S5–S6

[7] Carter JE. A systematic history for the patient with chronic pelvic pain. JSLS 1999; 3: 245–252

[8] Tu FF, As-Sanie S, Steege JF. Musculoskeletal causes of chronic pelvic pain: a systematic review of diagnosis: part I. Obstet Gynecol Surv 2005a; 60: 379–385

[9] Tu FF, As-Sanie S, Steege JF. Musculoskeletal causes of chronic pelvic pain: a systematic review of existing therapies: part II. Obstet Gynecol Surv 2005b; 60: 474–483

[10] Tu FF, Fitzgerald CM, Kuiken T, Farrell T, Harden RN. Comparative measurement of pelvic floor pain sensitivity in chronic pelvic pain. Obstet Gynecol 2007; 110: 1244–1248

[11] Tu FF, Fitzgerald CM, Kuiken T, Farrell T, Norman Harden R. Vaginal pressure-pain thresholds: initial validation and reliability assessment in healthy women. Clin J Pain 2008; 24: 45–50

[12] Tu FF, Holt J, Gonzales J, Fitzgerald CM. Physical therapy evaluation of patients with chronic pelvic pain: a controlled study. Am J Obstet Gynecol 2008; 198: e1–e7

[13] Tu FF, Hahn D, Steege JF. Pelvic congestion syndrome-associated pelvic pain: a systematic review of diagnosis and management. Obstet Gynecol Surv 2010; 65: 332–340

[14] Lee SJ, Park JW. Follow-up evaluation of the effect of vaginal delivery on the pelvic floor. Dis Colon Rectum 2000; 43: 1550–1555

[15] Stuge B, Laerum E, Kirkesola G, Vøllestad N. The efficacy of a treatment program focusing on specific stabilizing exercises for pelvic girdle pain after pregnancy: a randomized controlled trial. Spine 2004; 29: 351–359

[16] Stuge B, Mørkved S, Dahl HH, Vøllestad N. Abdominal and pelvic floor muscle function in women with and without long lasting pelvic girdle pain. Man Ther 2006; 11: 287–296

[17] Stuge B. [Diagnosis and treatment of pelvic girdle pain] Tidsskr Nor Laegeforen 2010; 130: 2141–2145

[18] Gilroy AM, MacPherson BR, Ross LM, Eds. (2008). Atlas of anatomy. New York: Thieme

[19] Haines DE, Ed. (2008a). Neuroanatomy: An atlas of structures, sections and systems. Philadelphia: Lippincott Williams & Wilkins

[20] Jenkins DB, Ed. (2009). Hollinshead's functional anatomy of the limbs and back. Canada: Saunders

[21] Howard FM, Ed. (2000). Pelvic pain: Diagnosis & management. Philadelphia, Baltimore, New York, London, Buenos Aires, Hong Kong, Sydney & Tokyo: Lippincott Williams & Wilkins

[22] Cyriax J, Ed. (1982). Textbook of orthopaedic medicine. London, Philadelphia, Toronto, Sydney & Tokyo: WB Saunders & Bailliere Tindall

[23] Jantos M. Vulvodynia: a psychophysiological profile based on electromyographic assessment. Appl Psychophysiol Biofeedback 2008; 33: 29–38

[24] Laurent SM, Simons AD. Sexual dysfunction in depression and anxiety: conceptualizing sexual dysfunction as part of an internalizing dimension. Clin Psychol Rev 2009; 29: 573–585

[25] Greenman PE, Ed. (1996). Principles of manual medicine (4th ed.) Lippincott Williams & Wilkins

[26] Al-Eisa E, Egan D, Deluzio K, Wassersug R. Effects of pelvic asymmetry and low back pain on trunk kinematics during sitting: a comparison with standing. Spine 2006a; 31: E135–E143

[27] Al-Eisa E, Egan D, Deluzio K, Wassersug R. Effects of pelvic skeletal asymmetry on trunk movement: three-dimensional analysis in healthy individuals versus patients with mechanical low back pain. Spine 2006b; 31: E71–E79

[28] Al-Chaer ED, Lawand NB, Westlund KN, Willis WD. Pelvic visceral input into the nucleus gracilis is largely mediated by the postsynaptic dorsal column pathway. J Neurophysiol 1996; 76: 2675–2690

[29] Al-Chaer ED, Traub RJ. Biological basis of visceral pain: recent developments. Pain 2002b; 96: 221–225

[30] Giamberardino MA. Recent and forgotten aspects of visceral pain. Eur J Pain

1999a; 3: 77–92

[31] Meeus M, Nijs J. Central sensitization: a biopsychosocial explanation for chronic widespread pain in patients with fibromyalgia and chronic fatigue syndrome. Clin Rheumatol 2007; 26: 465–473

[32] Tu FF, As-Sanie S, Steege JF. Prevalence of pelvic musculoskeletal disorders in a female chronic pelvic pain clinic. J Reprod Med 2006; 51: 185–189

[33] Lawton S, Littlewood S. (2006). Vulval skin disease: Clinical features, assessment and management. Nursing Standard (Royal College of Nursing (Great Britain): 1987), 20(42), 57–63; quiz 64

[34] Lawton S. Anatomy and function of the skin, part 1. Nurs Times 2006a; 102: 26–27

[35] Lawton S. Anatomy and function of the skin. Part 2—the epidermis. Nurs Times 2006b; 102: 28–29

[36] Lawton S. Anatomy and function of the skin. Part 3—dermis and adjacent structures. Nurs Times 2006c; 102: 26–27

[37] Maitland G, Ed. (2005). Maitland's vertebral manipulation. Edinburgh, London, New York, Oxford, Philadelphia, St. Louis, Sydney, Toronto: Elisevier

[38] Damen L, Buyruk HM, Güler-Uysal F, Lotgering FK, Snijders CJ, Stam HJ. The prognostic value of asymmetric laxity of the sacroiliac joints in pregnancy-related pelvic pain. Spine 2002; 27: 2820–2824

[39] Lukban J, Whitmore K, Kellogg-Spadt S, Bologna R, Lesher A, Fletcher E. The effect of manual physical therapy in patients diagnosed with interstitial cystitis, high-tone pelvic floor dysfunction, and sacroiliac dysfunction. Urology 2001; 57 Suppl 1: 121–122

[40] Koury MJ, Scarpelli E. A manual therapy approach to evaluation and treatment of a patient with a chronic lumber nerve root irritation. Phys Ther 1994; 74: 548–560

[41] Herrera I, Ed. (2009). Ending female pain: A woman's manual. New York: Duplex Publishing

[42] Labat JJ, Riant T, Robert R et al. Diagnostic criteria for pudendal neuralgia by pudendal nerve entrapment (Nantes criteria). Neurourol Urodyn 2008; 27: 306–310

[43] Dietz HP. Levator trauma in labor: a challenge for obstetricians, surgeons and sonologists. Ultrasound Obstet Gynecol 2007; 29: 368–371

[44] Dietz HP, Gillespie AV, Phadke P. Avulsion of the pubovisceral muscle associated with large vaginal tear after normal vaginal delivery at term. Aust N Z J Obstet Gynaecol 2007; 47: 341–344

[45] Dietz HP, Shek C. Levator avulsion and grading of pelvic floor muscle strength. Int Urogynecol J Pelvic Floor Dysfunct 2008; 19: 633–636

[46] Dietz HP, Abbu A, Shek KL. The levator-urethra gap measurement: a more objective means of determining levator avulsion? Ultrasound Obstet Gynecol 2008; 32: 941–945

[47] Dietz HP, Kirby A. Modelling the likelihood of levator avulsion in a urogynaecological population. Aust N Z J Obstet Gynaecol 2010; 50: 268–272

[48] Dietz HP, Chantarasorn V, Shek KL. Levator avulsion is a risk factor for cystocele recurrence. Ultrasound Obstet Gynecol 2010; 36: 76–80

[49] Dietz HP, Bhalla R, Chantarasorn V, Shek KL. Avulsion of the puborectalis muscle is associated with asymmetry of the levator hiatus. Ultrasound Obstet Gynecol 2011; 37: 723–726

[50] Mercer S. Anatomy in practice: The ischiorectal fossae. NZ J of Physiotherapy 2005; 33: 61–64

[51] Padilla LA, Radosevich DM, Milad MP. Limitations of the pelvic examination for evaluation of the female pelvic organs. Int J Gynaecol Obstet 2005; 88: 84–88

[52] Kearney R, Miller JM, Delancey JO. Interrater reliability and physical examination of the pubovisceral portion of the levator ani muscle, validity comparisons using MR imaging. Neurourol Urodyn 2006; 25: 50–54

[53] Kearney R, Miller JM, Ashton-Miller JA, DeLancey JO. Obstetric factors associated with levator ani muscle injury after vaginal birth. Obstet Gynecol 2006; 107: 144–149

[54] Ventegodt S, Thegler S, Andreasen T et al. Clinical holistic medicine: psychodynamic short-time therapy complemented with bodywork. A clinical follow-up study of 109 patients. ScientificWorldJournal 2006; 6: 2220–2238

[55] Hurd WW, Wyckoff ET, Reynolds DB, Amesse LS, Gruber JS, Horowitz GM. Patient rotation and resolution of unilateral cornual obstruction during hysterosalpingography. Obstet Gynecol 2003; 101: 1275–1278

[56] Carriere B, Markel FC, Eds. (2006). The pelvic floor. New York: Thieme

[57] Maffulli N, Ewen SW, Waterston SW, Reaper J, Barrass V. Tenocytes from ruptured and tendinopathic achilles tendons produce greater quantities of type III collagen than tenocytes from normal achilles tendons. An in vitro model of human tendon healing. Am J Sports Med 2000; 28: 499–505

[58] Maffulli N, Wong J. Rupture of the Achilles and patellar tendons. Clin Sports Med 2003; 22: 761–776

[59] Maffulli N, Kenward MG, Testa V, Capasso G, Regine R, King JB. Clinical diagnosis of Achilles tendinopathy with tendinosis. Clin J Sport Med 2003; 13: 11–15

[60] Maffulli N, Wong J, Almekinders LC. Types and epidemiology of tendinopathy. Clin Sports Med 2003; 22: 675–692

[61] Amarenco G, Bayle B, Ismael SS, Kerdraon J. Bulbocavernosus muscle responses after suprapubic stimulation: analysis and measurement of suprapubic bulbocavernosus reflex latency. Neurourol Urodyn 2002; 21: 210–213

[62] Larson W, Ed. (2002). Anatomy: Development, function, clinical correlations. Philadelphia, London, New York, St. Louis, Sydney & Toronto: Saunders

[63] Nout YS, Leedy GM, Beattie MS, Bresnahan JC. Alterations in eliminative and sexual reflexes after spinal cord injury: defecatory function and development of spasticity in pelvic floor musculature. Prog Brain Res 2006; 152: 359–372

[64] Shafik A, Shafik I, El-Sibai O. Effect of vaginal distension on anorectal function: identification of the vagino-anorectal reflex. Acta Obstet Gynecol Scand 2005; 84: 225–229

第**4**章
疼痛解读

严重的病痛确实会发生。对于有盆腔疼痛的患者,为排除疾病、功能障碍和器质性损伤的存在,应及时接受医生的评估。一旦整体健康得到确认,以下的解读对正在遭受病痛的患者是有帮助的。

与评估脊柱或周围关节不同,临床医生在评估盆腔疼痛时必须根据患者所指示的疼痛位置和原因等一系列问题进行功能评估。这些发现可能是平行的,也可能表明了某种关系。患者呈现以下病史是这方面的一个例子:

- 第一诊断是肠易激综合征。
- 第二诊断是"间质性膀胱炎"。
- 第三诊断是阴部神经痛。
- 现病史:
  ○ 6 个月前,患者因一夜饮酒脱水后,用力排便。
  ○ 这导致整个胃肠道的持续性疼痛。
  ○ 她被告知,她的盆腔疼痛是由于阴部神经损伤,这是一个终身性改变,她应该"习惯它"。
  ○ 她继续说,她感到被医学界遗弃,并整夜在智能手机上"研究"盆腔疼痛。
  ○ 她"学习"得越多,就越害怕。感觉到自己的症状每月都在恶化。
- 目前症状:

○ 腹部不适。
○ 排便疼痛。
○ 性交疼痛。
○ 脐下腹部肌肉组织可触及痉挛。
○ "尿道"和"膀胱"有烧灼感。
○ 感觉就像坐在高尔夫球上。

- 目前体征:
  ○ 患者呈驼背坐姿。
  ○ 倾斜角度为 45°。
  ○ 肺尖呼吸模式。
  ○ 在候诊室和评估室观察到持续、低幅度的扭动。
  ○ 脊椎活动范围(AROM)T10~L3 侧弯受限,屈曲正常,背伸限制在 10% 的活动度。
- 检查:
  ○ 膝关节屈曲,可触及自发性肌肉收缩。
  ○ T10~L3 中央后方至前方(CPA)的活动性减少。
  ○ 双侧髂腰肌紧张度增加。
  ○ 下腹部肌肉组织可触及"压痛点"。
  ○ T11~L2 节段 CPA,Ⅱ级:
    - 患者腹部和鞍部症状减轻 90%。
    - 整个腹部肌肉组织的"压痛点"消失。
    - 髂腰肌紧张度降低 75%。
- 共同点:
  ○ 阳性的屈膝倾向(L1~L3)。
  ○ 髂腰肌柔软。
  ○ 膀胱、结肠、阴道、子宫、输尿管和卵巢具有相同的胚胎来源。
- 诊断:

○ T11~L2 中枢致敏化，常融合并且症状分段扩散至常见内脏及次级肌肉压痛点。

- 说明：
  ○ 远端结肠和阴道有共同的胚胎来源。
  ○ T12~L2 的肌肉痉挛/不适的节段分布是在下腹部区域。
  ○ 由于对盆腔痛的快速发作、丧失舒适感和对"终身患病"的持续不安，加上因睡眠质量不好而导致的严重疲劳，致使产生一种驼背姿势。
  ○ 此时患者的病史没有盆腔内部检查的适应证。
- 治疗：
  ○ 姿势教育。
  ○ 姿势重新调节练习。
  ○ 关于患者的教育：神经系统、涉及的疼痛和由此产生的压痛相互作用，以及什么行为和姿势相互作用将加重或消除她的痛苦。

如上所述，没有可以让医生直接做出诊断的依据。我们能做的就是在评价过程中对共性进行总结，然后应用Ⅱ级节段松动尝试解决患者的痛苦。松动后，重新评估患者腹部的压痛点、髂腰肌的紧张程度及其主观症状。任何症状的减轻均强烈表明该部分有哪些脊髓节段参与，以及中枢致敏化现象。

在叙述病史过程中，患者的主诉是体格检查的组成部分。主诉是否涉及身体的一个区域？泌尿系统，消化系统，妇科，还是表现为异常性疼痛或痛觉过敏？如果是这样，是局部疼痛还是区域性的疼痛？症状是否从一个系统发展到另一个系统？如果症状似乎是从一个系统"进展"到另一个系统，那么这些结构是否与胚胎学相关？

如果症状只存在于泌尿系统、消化系统或妇科系统的某一方面，那么病史或临床检查中的任何一方面是否表明了这种疼痛的原因？在进行腰部检查期间，是否有任何节段性运动损伤反映了内脏的胚胎学来源？如果是这样的话，局部的被动运动/主动运动是否明显影响这些症状？如果是，那么患者可能是节段性损伤，并且适合物理治疗。如果不是的话，那么表明需要进一步的检查，可转诊给妇科医生、泌尿科医生或

结直肠专科医生，或者患者可能有所隐瞒。

病史和临床发现是否表明有局部神经卡压？如果是，这些症状在脊柱被动运动/主动运动时是可以改变的；此外，病史和临床上的发现是否是因为局部横向摩擦力按摩到盆腔肌腱结构所致？

在徒手肌力测试（MMT）期间是否有发现任何阻碍运动，卡压周围神经，使疼痛永久化、限制或阻止完全闭合的瘢痕？如果瘢痕问题解决，是否消除了患者的症状？如果是，那么可以推断瘢痕是疼痛发生和传播的一个相当重要的因素。处理适当的脊髓节段可进一步减轻患者的疼痛，因为该节段可能由于瘢痕的持续性刺激而变得敏感。

任何特异性检查都是阳性的吗？如果是这样，他们是否涉及需要额外测试的区域，还是该区域的局部治疗可缓解患者的症状？

辨别评估结果：

- 重现症状的脊椎主动运动是否表明需要对脊椎区域密切评估？
- 是否存在反映患者症状的局部椎体节段性活动减弱，胚胎发育的躯体表现？
- 节段性的活动减弱提示应对可疑的脊柱水平进行更仔细地检查。是否存在神经解剖学上的节段性无力与现有症状相关的现象？
- 神经紧张测试反映了神经系统的整体活动性。是否有任何与脊柱融合水平有关的限制？
  ○ 倾向性的屈膝（PKF）时，有自发性肌肉收缩吗？
- 髋部是否有活动受限？被动运动是否加重患者的疼痛？
- 中央后向前和单侧后向前（UPA）：是否适当地移动？是否会沿着可疑的部分再现疼痛？是否消除了疼痛、痉挛或神经症状？
- 盆腔评估过程中，评估"骨盆图"时是否有疼痛感？
- 左右两侧的力量对比，以及上下层之间的力量对比是否存在不对称？
- 产道里是否有瘢痕？
- 是否有肌肉体积的缺损，表明任何盆底肌的缺

失？

- 是否有任何骶神经或阴部神经的叩击试验呈阳性？

- 球海绵体反射是否对称,反射是减弱的还是亢进的？

  ○ 这是否与任何骶髂关节检查结果相关？

- 阴道内是否存在远端直肠、膀胱或子宫？

○ 这种结构的强化是否改善了 PFM 的收缩等级？

- 有前骶髂关节韧带疼痛和(或)沿着它走向的捻发音吗？

（阮冠宇　刘贵芬　张巧愉　译　孙蓬明　校）

第 5 章
处 理

全球公认，对于有盆腔疼痛症状患者的治疗策略应该是多方面的。临床医生通过神经、运动、节段性、生理学方面的信息，以及瘢痕评估、患者行为的评估/改善、睡眠习惯、饮食习惯和痛觉的信息整合可以成功地消除患者的疼痛症状。

学习目标

- 为盆腔疼痛患者进行组织特异性的治疗。
- 坚持自己的治疗选择。
- 支持自己的治疗决定，以外部或内部方式治疗其所承受的盆腔疼痛。
  - 基于患者接受的治疗来评估患者疼痛改善的程度。

一直以来，许多研究者都认为，过激地、直接地治疗外阴前庭炎和其他盆腔疼痛情况，实际上可能加强了患者的疼痛体验，并使得其由于神经增生而做出过度反应，成为延长这些痛苦状况的永久性因素[1]。因此，在评估及后续治疗的过程中，医生最好不要增强或增加疼痛，并且站在医生的角度，为患者提供的有效治疗是消除疼痛、解决疼痛的病因和控制肌肉痉挛[2]。

治疗的目的是以某种方式准确地处理问题组织，给组织带来直接和有益的影响[3,4]。这需要进行彻底和具体的评估，正确理解神经系统和相关关节、肌肉系统的各种相互作用，形成功能性诊断，从而使患者的康复体验最佳化。所有的治疗都要尽可能温和，从而获得更好的疗效[3,4]。

盆腔疼痛可通过多种方式处理，这取决于疼痛的来源。根据每一例疼痛的病因，选择适当的治疗方式，

包括明确以下问题：

- 可能涉及哪些组织结构？
- 是否存在节段性限制？
  - 从胚胎学的角度来看，患者症状所对应的起源结构是哪些？
- 有瘢痕吗？疼痛是转移性的吗？
  - 是否再现了患者的疼痛？
- 患者指出的疼痛区域是哪个脊髓节段支配的？
- 这是什么外周神经支配的指定区域，既往史是否为外周神经受累提供了考虑的依据？
- 躯体结构的放射性疼痛反映了患者怎样的疼痛模式？
- 症状的性质是什么？
  - 痉挛是否主导了这种情况，或者是不是痛觉过敏/痛觉超敏？
- 盆腔创伤史。

5.1 生物心理社会治疗：教育

在评估结束时，医生应该有一系列的发现，确定节段受累部位。可以在这一水平上采用由后向前移动的治疗方法，以评估理论上的准确性。如果症状改变了，医生应对神经系统受累部位有清晰的推测。

利用下表提到的等级分层，所有的治疗都是以教育开始，以达到和维持 McKenzie 所概述的恰当的中性脊椎排列[5]。这样做有几个原因：①尽量减少整个硬脑膜结构的压力；②可以作为评估患者医疗保健参与意愿的一种手段；③可以使患者有权自行纠正，并通过减少与此姿势相关的继发性肌肉压痛，同时减轻脊柱过度后凸排列反映的高度警觉状态。这个表格在所

分层治疗

- 生物心理社会学因素
  - 躯体化
  - 持续言语
  - 焦虑
- 神经
  - 牵涉痛
  - 集中、汇聚、致敏
- 关节因素
  - 局部的炎症/牵涉痛
  - 髋关节内在的紊乱
  - 关节病
- 瘢痕存在及限制
  - 腹部
  - 会阴
  - 臀部
- 肌肉失衡及全身虚弱
  - 姿势问题
    - 久坐
    - 站立
- 肌肉痉挛、面神经限制和触发点

有无论有无中枢受累的盆腔痛患者中，均被证实有效地促进了治疗过程。患者由被动接受治疗到主动参与康复过程，将会得到更加积极的结果[3,4,6,7]。

高达85%伴有慢性盆腔疼痛的患者有肌肉骨骼的功能障碍和姿势改变，包括脊柱侧凸和盆腔旋转。异常的姿势会增加肌肉紧张度和导致痉挛，这将使患者的疼痛进一步加剧，导致持续的、长期的剧痛[8,9]。

盆腔疼痛患者治疗方案中的一个重要部分，是在日常生活的一般活动中调整患者的姿势，这有助于她的整个治疗过程[10-17]。姿势训练对于患有脊椎疼痛个体的治疗是十分重要的。与姿势有关的压力和劳损，特别是屈曲，会增加神经胶质的产生和瘢痕的形成，以及随之而产生充满液体的空腔[10-15]。由于脊柱解剖结构的特点，脊椎管的变形将导致椎管内部结构变形。例如，懒散的姿势使S2神经根被拉紧、颈椎和腰椎联合屈曲

超16%时会产生劳损[10-15]。矫正患者的姿势会带来双重好处：①减轻上述提到的神经紧张状态；②可使患者积极参与治疗过程，从而促进康复。

椎间盘的压力与脊柱到大腿的对齐程度以及髋部和膝盖的角度直接相关[3,4,10-16]。Harrison 和其同事注意到，脊柱排列不佳将会增加局部性压力，限制脊髓腔容量，并阻碍吸收（这是脊髓结构获得营养的方式）。Harrison 和其同事注意到，吸收意味着需要运动，他们倾向于选择"可调节"的椅子来满足这种需求[10,13-16]。Harrison 及其同事进一步指出，当使用质硬的泡沫制作底座和扶手以支撑腰部时，可以减少腰痛、椎旁肌肉活动以及头部向前倾斜[11,16,18]。矫正长时间的静态姿势将进一步减少椎间盘受到的有害压力。这将减少原发性椎间盘损害的可能性，如果患者的症状与神经刺激直接或间接相关，那么保持恰当的姿势将有利于长期康复过程。

当姿势性的功能障碍与盆腔疼痛患者相关时，可能是由于：

- 童年受伤。
- 结构改变：脊柱侧弯、短腿综合征、半骨盆。
- 不良的人体工程学。
- 娱乐活动。
- 频繁穿高跟鞋。
- 久坐不动的生活方式。
- 常坐在设计不合理的椅子和沙发上。
- 怀孕。
- 母乳喂养姿势。
- 创伤：摩托车事故、运动等。
- 呼吸模式不佳。
- 疾病或残疾：肺气肿、哮喘、慢性疲劳综合征。
- 手术性粘连。
- 骨盆松弛。

随着患者康复计划的进行，医生应该及时提供温和的鼓励和必要的姿势矫正。通常患者会被告知，运动的不适是可忍受和必要的，并且这与她所遭受的疼痛不同。通常情况下，无论疾病、锻炼或其他情况，患者都会将任何局部疼痛与其身体状况的退化联系起来。针对每个患者确定激励因素将有助于他们参与调

整计划。与患者讨论他们的目标是什么，并介绍符合这些目标的活动锻炼。

5.2 生物心理社会治疗：认知行为疗法

临床医生必须意识到，抑郁和焦虑通常伴随盆腔疼痛患者。区别哪个是原因，哪个是影响，是十分困难的。患有盆腔疼痛的患者经常表现出"求医行为"然而精神与躯体疾病之间的直接联系尚未发现[19]。Williams 等人将患慢性盆腔炎的女性与健康女性进行比较，通过以下量表来分析她们的抑郁、焦虑及性功能障碍：Beck 抑郁问卷（BDI）、Beck 焦虑问卷（BAI）、Spielberger 特质焦虑量表（STAI）、Golombok Rust 性满意度调查问卷（GRISS）[19]。得出的结论是，与正常人群相比，那些慢性盆腔疼痛患者的 BDI 和 BAI 得分明显升高，并且 GRISS 得分在慢性盆腔疼痛患者中也明显升高。那些患有慢性盆腔疼痛的人，在与爱人的沟通方面也有较大的困难。这些人经常表现出逃避行为，并且表示其情欲和性欲有所下降。在有关性快感缺失的报道中，慢性盆腔疼痛患者与其他人相比没有发现任何差异[20]，表明其生理功能正常，没有功能障碍。

行为矫正在治疗慢性盆腔疼痛的患者中是很重要的。神经系统，包括中枢和外周，必须通过引入不会引起疼痛的运动活动来使其逐渐脱敏。这部分可以通过联合特定的按摩减少关节限制，和允许患者参与运动活动来实现。躯体化是一种体验和表现躯体症状的倾向，无法通过病理生理学解释，易将其错误地认定为疾病并就诊[21,22]。有悲观主义的患者与未受影响的人相比较，有更高的残疾指数、残疾评定率和医疗保健利用率。对活动的焦虑，无论直接与否，都会使其产生一种高度警惕状态，这反过来导致更严重的肌肉紧张和更剧烈的疼痛，并且延续了避免活动和疼痛行为的循环[23]。非解剖性的盆腔疼痛综合征对生物医学疗法反应不佳，但它们对心身综合征治疗反应良好[24]。

一般来说，除了保持正常功能所必需的、适当的关节特性外，持续的被动活动和主动活动被证明能促进滑膜关节的愈合和透明软骨的再生。原因如下：①改善流体动力学；②兴奋机械感受器，抑制疼痛；③预防/减少限制性/疼痛性粘连；④可能促进伪盘的形成[25]。

如 Howard 所描述的[8]，认知行为心理疼痛管理技术在表 5.1 中有详细描述。

5.3 神经和关节治疗：脊柱推拿和脊柱松动运动

推拿疗法是一种可以追溯到希波克拉底时期的古代治疗艺术，它已被医疗界广泛地使用在治疗疼痛、肿胀和痉挛上[26]。古中国、古埃及和古希腊医学书记录了将推拿疗法应用于骨性骨盆后，患者呼吸频率、动脉脉搏产生变化和肌张力降低[27,28]。脊柱推拿和脊柱松动被证实在消除疼痛和恢复功能方面同样有效[29,30]。对羊进行的研究已经表明，短暂而快速的推力可以产生较大的相邻节段运动，而持续时间更长的脉冲治疗研究实际上将在节段接触点导致更大的局部运动[31]。因此，我们将在本节中讨论推拿疗法和脊

表 5.1　疼痛管理技术

目的	干预
控制疼痛	放松技术
	压力管理
	自我暗示
	疼痛应对策略
	针对病因
	转移注意力
减少残疾	进行性活动
	疼痛行为矫正
	再就业
	治疗物质滥用
促进身心健康/改善生活方式	饮食习惯/营养
	体育锻炼
	睡眠
治疗精神上的不健全	治疗抑郁和焦虑
	强制戒毒
	配偶/家庭咨询
	性治疗

柱松动运动使用。

利用脊柱松动运动或推拿疗法治疗盆腔疼痛并不是一个独特的概念。根据 Jamison 等人的研究，11%的澳大利亚脊柱神经专业的医生利用脊柱调整来处理盆腔疼痛患者[32]。Browning 发现，在盆腔疼痛的治疗中，脊柱推拿治疗是一种未被充分利用的治疗方式[33]。根据 Weiss 的研究，神经减压手术术后持续疼痛的一种常见原因是手术围绕着致敏的神经、相关组织、肌肉和韧带，起初会有导致神经易损伤的倾向，并且术后护理仍是主要的问题[34]。然而，应用胚胎学指导的脊柱松动运动，将有助于盆腔疼痛患者的整体治疗。通过联系患者的症状、体征和积极的临床检测操作，然后追溯到有问题的内脏，医生会知道每次治疗应沿着脊柱哪个部位进行。通常将考虑到以下情况：

- 患者 A 诉直肠深部疼痛。

- 脊柱主动运动显示 T10~L3 局部活动性低。
- 节段性、关节性测试证明 T10~L3 局部活动性低。
- 俯卧屈膝试验阳性，提示肌束震颤。
- 医生可以参考患者的病史，根据表 5.2 所示的测试，确定治疗从 T12~L2 开始。

脊柱松动运动已被证明在治疗急性和亚急性腰背痛时是有效的。从生物学来看，松动运动/推拿疗法有助于恢复脊髓活动性和通过反复给予脊柱结缔组织负荷促进功能恢复[34,35]。节段减少、关节运动抵抗是由于蠕动变形和微小结缔组织微缩导致的[35,36]。在无症状受试者最大范围由后向前松动 9 分钟后可以实现。脊柱中央前后向 2 分钟单一松动治疗显示出骨运动轻微改善。只有通过连续治疗和姿势/生活方式改善，脊柱骨运动才能得到确切改善[35,36]。

表 5.2　特定器官和关节的胚胎学起源

器官/关节	C3	C4	T6	T7	T8	T9	T10	T11	T12	L1	L2	L3	L4	L5	S1	S2	S3	S4	S5	Co1	Co2
鳞柱状上皮交界处	X	X																			
胰腺				X	X																
肝脏						X															
胆囊			X	X	X	X	X														
胃/十二指肠				X	X	X	X														
小肠						X	X														
附睾						X															
升结肠							X	X	X	X											
肾脏							X	X	X	X											
阑尾							X	X	X												
输尿管								X	X												
膀胱底								X	X												
子宫底								X	X												
膀胱颈								X	X												
阴道								X	X												
肾上腺								X	X												
卵巢/睾丸								X	X	X											
结肠弯曲										X	X	X									
乙状结肠																X	X	X			
前列腺														X	X	X	X				
尿道														X	X	X	X				
直肠																X	X	X			

对于脊柱松动和推拿疗法有益的生理反应，包括运动神经元活性的暂时减少。正如 Dishman 所报道的，在脊柱松动/推拿疗法后，腓肠肌的运动诱发电位产生易化。这是在假设非操纵性侧卧位中没有提到的[37-41]。并且发现，Ⅰa、Ⅰb、Ⅱ和Ⅳ组传入神经以渐变的方式对椎体负荷的速度、大小、方向做出反应。刺激组的Ⅰb、Ⅲ和Ⅳ组肌肉传入神经实际上对α运动神经元发挥抑制作用。胸椎和腰椎的松动和推拿疗法已被证明是安全的，并能有效治疗各种疼痛症状。对于在胸腰部进行推拿疗法的风险已经有所研究，损伤的概率约为 1/3 700 000[42]。考虑到这些研究成果，这里将要讨论的松动是由 Maitland，Cyriax 等人[3,43]概述的 CPA 多样性。其他松动技术同样被证明是有效的。然而，涵盖所有的技术已超出了本书的范围。

在进行脊柱松动/推拿疗法时，医生不必担心会听见"咔嗒"声。已经证明咔嗒声并不是脊柱松动和推拿疗法的重要组成[44]。只要排除禁忌证，脊柱松动/推拿疗法是一种可行的治疗手段。脊柱松动/推拿疗法的适应证是局部肌肉痉挛、关节活动受限和疼痛[45]。进一步证实，无论症状持续时间的长短，在提供脊柱松动/推拿治疗后，能够增加活动范围和减少肌肉痉挛，并且往往会使病情得到最大限度的改善[46-48]。当进行脊柱松动/推拿治疗时，医生必须小心治疗副作用、受压事件、进一步的关节负荷，这些会发生在被治疗侧的对侧[49]。

关节功能障碍往往是粘连、肌肉挛缩、韧带和肌肉稳定性差的结果。脊柱松动和推拿疗法改善了关节的局部骨运动特性，对瘢痕组织的快速吸收至关重要，并且能够提供更好的愈合组织结构[50,51]。脊柱松动诱导的痛觉减退已经在许多关于人类的研究中得到了证实，表明松动一个受伤区域可以减轻其相邻区域的痛觉过敏[52-57]。刺激中枢神经系统(CNS)将会通过刺激脑室周围灰质(PVG)、中央导水管周围灰质(PAG)、中缝大核产生的脑啡肽或单胺的释放，导致疼痛控制回路中内源性化学物质的释放[58]。进一步的研究表明脊柱松动有效地激活了双侧下行抑制途径，导致痛觉过敏减少和交感神经兴奋，治疗效果在皮肤电导和皮肤血流量的变化中被注意到[59]。联合脊柱松动和推拿疗法导致的痛觉过敏减少与 5-羟色胺(5-HT)神经元

和 α-2 去甲肾上腺素的受体相关。5-HT 受体与神经递质和外周信号调节剂 5-HT 相结合。5-HT 的受体位于神经细胞和其他类型细胞的细胞膜上，包括动物平滑肌细胞，其用于调节 5-HT 作为内源性配体的作用。5-HT 同样影响其他神经递质的释放，包括谷氨酸、多巴胺和 γ-氨基丁酸(GABA)。研究数据表明，这是通过激活产生止痛作用的神经元和去甲肾上腺素激活下行抑制的非阿片类途径实现[37-41,54-56,60]。

联合脊柱松动和推拿疗法也能激活肌肉纺锤体和高尔基腱器官初级传入纤维，这可以抑制α运动神经元并减少肌肉痉挛和痛觉过敏。疼痛发生在Ⅳ型受体系统中，并通过脊髓前外侧束传至大脑。这些通路可以被所有外周和(或)关节机械感受器调控。通过关节或软组织推拿激活外周机械感受器，这将会减少伤害性传入活动的突触前抑制并导致疼痛抑制。肌肉痉挛的减轻可能是由于Ⅰ型和Ⅱ型机械感受器在自身脊柱关节中的刺激作用。其结果是涉及肌梭神经-肌梭环状回路的调节[26]。

越来越多的证据表明，脊柱松动和推拿疗法在治疗疼痛的长时程增强(LTP)和长时程抑制(LTD)方面的疗效。脊柱松动/推拿疗法被认为可以通过激活脊柱的疼痛信号节段来治疗 LTP，且该过程是可逆的[61]。在低频率刺激 A-δ 传入纤维后，LTD 发生在背角神经元，并且可以逆转由相同背角神经元的 C 类纤维激活建立的 LTP。据观察，LTD 可持续一段时间，并通过脊柱松动/推拿疗法改善生物力学，允许恢复正常活动，这将刺激中枢性脱敏[62]。神经可塑性现象[63]是神经系统对各种内部和外部需求做出的回应，包括脊柱松动/推拿疗法，已经广泛地受到人们的关注。通过刺激 A-β、A-δ 和 C 类纤维，脊柱松动/推拿疗法似乎是有效的，而对于机械的"破坏性粘连"则作用较小。在这个前提下，脊柱松动/推拿疗法被发现在治疗因脊髓易化和中枢过敏而疼痛的患者时有效。脊柱松动/推拿疗法对局部背角介导的 A-δ 和 C 类纤维的抑制作用已被认为是潜在的痛觉减退机制，并已发现对腰椎局部和周边有效。A-δ 纤维也被发现可通过固定自行车的骑行运动和腰部伸展运动进行调节[52]。这被认为是局部抗炎[57]和肌电图(EMG)活性降低的结果[46-48,64]。

脊柱松动和推拿疗法的脊柱治疗引起节段性痛觉减退，并且发现其在由 C 类纤维介导的疼痛方面比单独运动更有效[52]。目前已经发现，与较小的松动等级相比，Ⅲ级松动可以增加 C5 以上正常的、无疼痛的上肢交感神经传出活性[65]，导致交感神经活动的反应更大[66]。脊柱松动的结果是产生了痛觉减退效应，如增加治疗侧压力痛阈(P=0.0001)、降低静息视觉模拟量表评分(P=0.049)。脊柱松动也同样产生皮肤电导增加(P<0.002)和皮肤温度降低(P≤0.02)的交感神经兴奋效应。在较低水平的节段性颅颈屈曲试验中，颈浅屈肌肉活动减少(P<0.0002)。这可能意味着颈深屈肌的刺激，伴随着颈浅屈肌共刺激的需求减少。所有的调查结果都将支持脊柱松动/推拿疗法可能至少在初期会通过激活 PAG 发挥其部分作用的说法[67]。

在医学界的疼痛管理中，下腹上神经丛阻滞被发现可以用于治疗源于子宫、上阴道、膀胱、前列腺、尿道、精囊、睾丸和卵巢的盆腔疼痛；或辐射引起的疼痛、交感神经维持的疼痛(直肠吻合术后、腹会阴联合切除术后)或慢性盆腔炎性疼痛。下腹下神经丛阻滞可用于治疗恶性或交感神经介导的肛周疼痛、烧灼感和急迫感[68-70]。

考虑到对目标组织进行脊柱松动和推拿治疗的有益效果，有经验的医生将为患者提供治疗选择，以解决上述疼痛特征超出阻滞范围的问题[26,52,54-56,67]。在治疗盆底肌(PFM)疼痛性肌肉痉挛时，需要考虑其所涉及的解剖结构。患者的疼痛模式是否存在于一个共同的脊髓段，并且是否能够通过评估和检测过程来确认？如果是这样，应对可疑部位进行松动，并重新评估患者的状态。医生应该了解下腹神经丛的交感神经支配的盆腔脏器。如果评估结果为阴性，可以选择在涉及下腹神经丛的部位开始治疗。如果下腹神经丛节段是痉挛和疼痛的根源，那么在完成松动后，患者和医生都会注意到其疼痛和痉挛得到了直接缓解，而不必让患者承受痛苦的按摩或扩张技术。

用降台技术治疗腰骶部脊柱运动节段性限制可以缓解与原发性痛经相关的月经疼痛[71]。腰骶部脊柱推拿治疗月经痛的背后理论依据是子宫功能和骶神经根神经系统的联系。纠正异常的关节运动可导致交感神经反应、抑制子宫收缩并增加盆腔区域血流。另一种理论认为，腰骶部脊柱推拿疗法干扰与子宫功能障碍和原发性痛经来源相同的盆腔神经通路的牵涉痛[71]。脊柱推拿疗法影响骶骨位置，这将减少子宫阔韧带和盆腔神经根的张力，可能会改善痛经[72-74]。Holtzman 等人认为，脊柱推拿疗法在治疗痛经方面有效[71]。

在 Maigne 等人的一项研究中，使用脊柱松动和推拿疗法治疗尾骨痛，与接受外部短波(磁场)物理治疗组比较，在进行一个月脊柱松动和推拿疗法的治疗组后，可以通过视觉模拟量表(VAS)和疼痛问卷观察到有更大的改善。然而，6 个月的研究成果只能证明得到适度的改善[75]。从第 1 个月到第 6 个月的缺乏改善，表明需要在其他传播因素方面给予患者更多的关注，除肌肉痉挛以及疼痛原因之外包括疼痛持续、姿势倾向、睡眠不好、饮食习惯不良和(或)缺乏运动。正是通过整合各种治疗策略，专业物理治疗才能确保患者获得最大的收益[76]。

为了帮助确定如何进一步评估和治疗盆腔疼痛患者，需考虑涉及泌尿系统哪些方面的问题。来自外生殖器的感觉信息由骶神经向副交感神经系统传递，而有关子宫和阴道的内生殖器的感觉信息由下腹部神经丛、盆腔神经和迷走神经传递[68-70,77]。因此，如果目的在于减轻外生殖器疼痛的治疗，应该针对骶骨神经和骶神经，而涉及内生殖器的治疗，应针对下腹部、盆腔和迷走神经节段。因此，临床医生必须留意病史和盆腔检查中患者疼痛的位置。沿着阴道或肛门远端 1/3 的相同症状适用对骶骨和骶髂关节(SIJ)的松动或推拿疗法。而盆腔检查中阴道和肛门深处 2/3 的疼痛适合用胸腰椎松动和推拿疗法。

5.4 脊柱松动技术

脊柱松动技术的应用首先是进行分段拉伸评估，

集中的、单侧的，一次进行一个部分。这种测试程序类似于评估过程中的主动和被动运动测试，将评估患者局部耐受、节段性运动、疼痛/症状激惹、疼痛/症状缓解以及关节稳定性的能力。为了确定是否应用中央松动或单侧松动，临床医生将进行伸展关节和分节动作评估。如果在评估过程中，发现特定的部位对患者的症状有激惹意义，需要以适当等级的方式处理；盆腔疼痛患者很少出现这种情况。如果根据患者病史、临床表现和特殊检查，怀疑有脊髓节段受累，最好采用分指技术施加渐进性的由后向前的压力来提供治疗。通过练习、耐心和对组织反应敏锐的意识，医生可以注意到某一侧通常更具有限制性。这种限制通常与局部肌肉组织的轻微颤动相关。然后，可以沿着该脊柱节段的方向施加适合等级的松动60~90秒，然后重新评估检查中的发现。若症状的质量、强度和严重程度降低，表明这是一次成功的检查和治疗[3,4,43]。

治疗必须遵循拉伸评估的结果。如果发现该节段是僵硬的，应该进行Ⅲ、Ⅳ或Ⅴ级的松动（图5.1）。如果疼痛和保护性肌肉痉挛为主要发现时，则进行Ⅰ或Ⅱ级的松动。根据定义，Ⅰ级松动在有效运动的第一节内产生小振幅运动。Ⅱ级松动产生较大的振幅，进入该节段有效动作的中等范围。Ⅲ级松动产生更大幅度的运动，有效运动延伸到第四节，再回到第一节，然后完全放松。Ⅳ级松动是在有效节段运动的最后一节短振幅震荡。Ⅴ级松动是脊柱调整或推拿疗法，由短幅高速推力组成，该推力将使组织超出其解剖学限制[43]。

当疼痛模式反映出节段性限制的可能性时，临床医生将引入脊柱松动。考虑到关节突关节、内脏、节段分布（皮节）和疼痛外部参考可能存在转诊模式，医生可以比较患者的临床表现，应用节段性松动作为评估的一部分。无论症状持续时间多长，应用脊柱松动已证明能够给患者疼痛或肌肉痉挛带来积极的影响。在应用脊柱松动之前，应该密切关注患者的体表解剖结构，以保证精确的节段性脊柱松动达到预期效果。

对患者脊柱进行治疗的主要原因有两个：患者有关节僵硬、关节病，表现为牵涉痛；或者患者表现出肌肉痉挛。对于僵硬关节，医生应该采用Ⅲ级或Ⅳ级松动，如果合适，可以选择Ⅴ级。在最僵硬的关节，可以考虑末端静态松动。通过缓慢、舒适的动作使关节受压，允许发生蠕动变形，并发生滞后现象[78]。在治疗疼痛和（或）肌肉痉挛时，最好为患者进行Ⅰ级或Ⅱ级松动。

5.4.1 节律

断奏技术可用于治疗关节僵硬。它被用于关节的最大范围，但缺乏相邻部分运动。在轻微疼痛的关节中，该技术的节奏应该好像在拉小提琴。在中度疼痛的关节中，该技术的节律应该类似于用小提琴的琴弓制造的断奏音符。在疼痛关节中，振荡是从"开"到"关"均匀过渡，因此很难辨别其区别[43]。为了施加CPA椎体压力的脊柱松动，患者俯卧在操作台上，暴露其要治疗的部位，医生以渐进的方式，通过第5掌骨在棘突上施加压力。避免豌豆骨与棘突接触，将会有助于患者康复。在整个脊柱松动过程中，医生的肩膀应该置于棘突上方，且手腕应保持最大限度地伸展，前臂保持在完全旋前和旋后之间。一只手的手指分开与松动的手交叠来增强压力。松动利用单侧由后向前（UPA）的椎体压力将与CPA压力一样，除非经由各自的横突进行接触和传递。应记住胸椎横突不一定毗邻椎体[43]。按照临床注意事项中的指导原则，当测量距离时，应使用患者手指的宽度作为参照。比起医生的手指，采用患者示指的宽度更为准确。

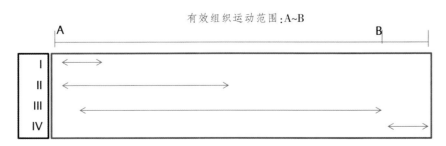

有效组织运动范围：A~B

图5.1　松动等级和有效组织运动范围。

胸椎横突的触诊规则：

T1~T2：距离棘突为患者 1 指宽。

T3~T4：距离棘突为患者 2 指宽。

T5~T8：距离棘突为患者 3 指宽。

T9~T10：距离棘突为患者 2 指宽。

CPA 和 UPA 松动技术如下（图 5.2）。医生准确触诊适当部分，将小鱼际隆起的脂肪部分放置在该棘突或横突上，如评估所示。"刀手"技术是保持拇指与示指之间的蹼外展约 90°，然后另一只手的手指分开来加强刀手。医生的胸腔和胸骨应直接位于正在触诊脊椎的手上方，并通过医生的双手对患者的脊柱施加渐进的压力。医生应保持双臂笔直，利用其体重进行松动。

5.4.2 侧卧旋转松动

在消除疼痛、肌肉痉挛和神经卡压的过程中，使用侧卧旋转松动十分有效。这个技术尽管在设置和执行上很简单，但已经证明在效率和功效上是十分惊人的（图 5.3）。

患者取侧卧位，疼痛的一侧朝上。患者的髋关节屈曲，膝盖向内朝胸部靠近。医生将其上方的手沿着椎旁肿块以垂直于患者脊柱的方向放置。用后方的手指加强前方的手指，医生的胸部置于手指上方，并保持肘部笔直。力量通过肌肉传递直接作用于棘突侧面，进行旋转松动。

5.4.3 骶髂关节松动

在评估过程中，如果发现骶髂关节（SIJ）单边性可

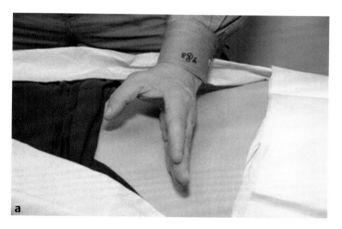
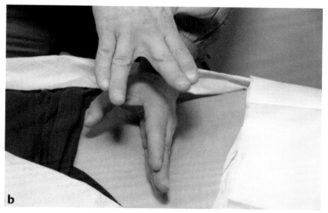
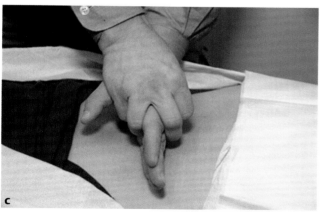
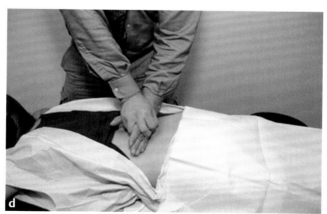

图 5.2　松动手的摆放位置：中央由后向前（CPA）/单侧由后向前（UPA）。

动性减少，或者测试中表现出疼痛激发阳性，可以考虑采取下列 SIJ 松动。

骶髂关节牵引

患者俯卧在操作台上，膝盖放在边缘，医生将松动带绑在活动性差的 SIJ 一侧弯曲的膝盖上。然后，将松动带缠绕在医生的髋部。将手固定放在患者的骶

尖，并通过股骨和髋关节进行逐步牵引，以通过 SIJ 传递松动力。可以像 5.4.1 中讨论过的情况一样保持或震荡[6]。

局部骶髂关节牵引

患者俯卧在操作台上，骨盆处垫一枕头。医生将拇指沿着髂后上方缝的内侧缘放置（图 5.4）。触诊手

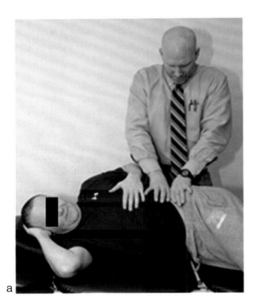
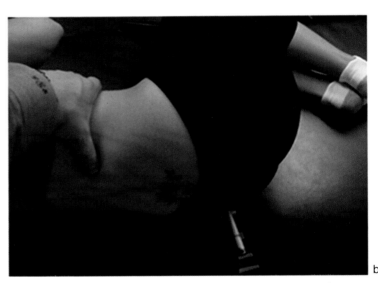
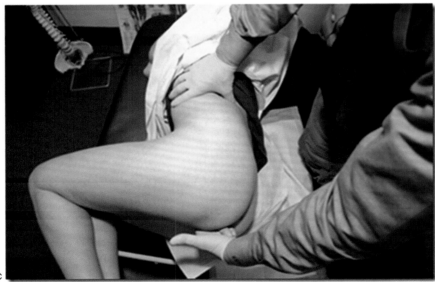

图 5.3　(a)侧卧旋转松动和内部触诊。(b)侧卧旋转松动技术。(c)侧卧旋转松动姿势。

指用手的前部和后部加强。通过平行于地板的力量来施加松动。

5.4.4 骶骨推力

患者俯卧,对 S4~S5 的棘突进行 CPA 松动。医生的肩膀保持在接触点之上,注意拉伸关节,并且提供适当级别的治疗。

5.4.5 骶骨运动

当医生发现骶骨位于俯垂的位置并且抵抗反弹时,则可以应用松动动作。患者俯卧,髋部下方垫一枕头,医生的胸骨位于患者骶骨上方,手臂伸展,并用小指骨压力施加于骶骨下半部。然后,要求患者做盆底肌肉收缩,在此期间,医生协助骶骨移动至中间位置。患者持续 10 秒后放松,保持同样的压力和对抗,重复 4 次。

5.4.6 按摩/横向摩擦按摩

横向摩擦按摩(TFM)可以应用于内部和外部的肌肉组织。TFM 的应用旨在放松在肌腹、肌肉–肌腱连接处和(或)肌腱–骨膜连接处发现的粘连。由于过度用力、持续收缩和(或)部分创伤,在显微镜下及宏观可发现肌腱单位部分撕裂。其局部反应是在肌节间形成瘢痕或交叉粘连,由于缺乏柔韧性,其本身将作为邻近肌腱结构的刺激物。该局部的组织活动性受限会引发疼痛而且使周围的组织立即收缩至绷紧状态,阻碍其局部运动并导致局部瘢痕形成。如果不及时治疗,常可导致瘢痕的发展[3,4]。

TFM 是一种有节奏的垂直于肌腱纤维排列长轴的按摩方式。TFM 应该是舒适和渐进的,医生使用适当的压力,不会造成疼痛。在身体逐渐适应压力后,医生才能够根据需要增加压力。TFM 的目的是减轻粘连,增加局部循环,并促进成纤维细胞发育增殖。TFM 可用于内、外部的韧带、肌腹、肌肉–肌腱连接处和(或)肌腱–骨膜连接处等结构。如其名称所示,该技术是通过施加垂直于韧带、肌肉或肌腱纤维的按摩力来执行的。这样做时,组织的移动性增强,通过移除未成熟和虚弱的瘢痕组织来增加吞噬和有治疗功能的胶原组织的沉积速度,同时促进结缔组织束的线性排

列。

有经验的医生能够从瘢痕中辨别出正常的组织。专业术语"捻发感"用于描述医生的手指在局部瘢痕形成区域触及的粗糙感觉。当医生移动手指到一个有捻发感的区域,它的感觉像是"拉紧袋子里的沙子"或者是"拉紧袋子里的薯片"。患者经常在发现这种病变时表现出不适。训练有素的医生能够轻柔地辨别捻发感的存在,并且能够在患者出现任何疼痛之前定位患者的疼痛位置源。医生必须深入了解所涉及的组织结构,以确保采用适当的技术。显然,内部肌肉组织和韧带不可能被触及和直接看见。根据触及的捻发感程度,治疗的时间可以持续 5~15 分钟。

以下是对如何直接在盆腔结构应用 TFM 的解释。医生可以通过练习学会辨别纤维排列中的细微变化,实施最佳的组织特异性治疗。

盆腔的第一层结构

会阴浅横肌

位置:从坐骨棘到会阴

技术:物理治疗师(PT)将前臂置于操作台上。手指并拢(DRD)沿捻发音区域进行;旋前和旋后。

坐骨海绵体肌

位置:沿着坐骨前方中线。

技术:PT 前臂置于操作台上,手指与坐骨呈一定角度,DRD 沿捻发音区域进行。

球海绵体肌

位置:女性(F)阴蒂包皮中线,男性(M)阴茎海绵体和耻骨中线。

技术:(F)两指呈钳状,通过腕关节屈曲和伸展进行 TFM。(M)前臂置于操作台上,DRD 沿捻发音区进行;旋前和旋后。

尿道

位置:耻骨联合后方。

技术:(F)PT 前臂完全旋后置于操作台上,使触诊的手指能够最大限度地插入和弯曲。通过腕关节的屈曲和伸展进行 TFM。(M)PT 前臂完全旋后置于操作台上,使触诊的手指能够最大限度地插入和弯曲。通过腕关节的屈曲和伸展进行 TFM。由于有前列腺,需要小心。

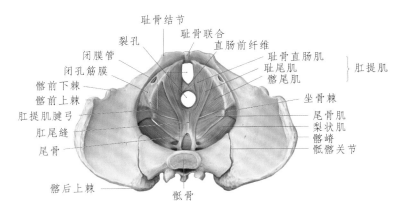

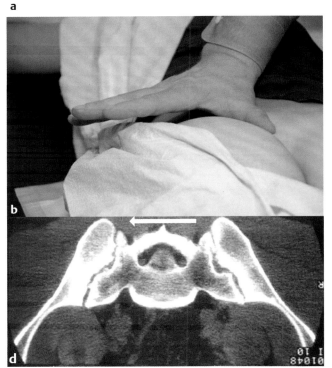

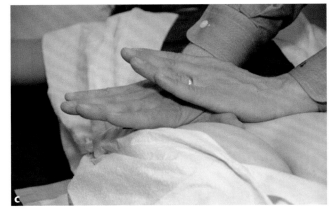

图 5.4 （a-d）局部骶髂关节牵引 （[a] from THIEME Atlas of Anatomy, General Anatomy and Musculoskeletal System, ⓒ Thieme 2005, illustration by Karl Wesker.）

下阴道

位置：在阴道扫描中予以标注。

技术：PT 前臂置于操作台上，旋前或旋后的角度取决于定位。

小阴唇 / 大阴唇

位置：在长度评估中予以标注。

技术：前臂中立，轻柔地用两指钳夹抓住，通过腕关节屈曲或伸展进行 TFM。

阴蒂包皮

位置：在评估期间予以标注。

技术：轻柔地两指钳夹抓住，通过腕关节屈曲或伸展进行 TFM。

盆腔的第二层结构

会阴深横肌

位置：从双侧坐骨棘到会阴。

技术:内部手指和外部手指轻柔地钳住,前臂中立对齐,在旋前、旋后之间,通过桡侧、尺侧偏斜进行 TFM。

尿道膜部括约肌

位置:前阴道、耻骨联合后方、尿道周围。

技术:PT 前臂完全旋后置于操作台上,触诊手指最大限度地插入并使掌指骨(MCP)关节弯曲,通过腕关节屈曲或伸展进行 TFM。

尿道括约肌

位置:环绕尿道周围、耻骨联合后方。

技术:PT 前臂完全旋后置于操作台上,触诊手指最大限度地插入并使 MCP 弯曲,通过腕关节屈曲或伸展进行 TFM。

盆腔的第三层结构

耻骨直肠肌(肛提肌)

位置:耻骨上支到肛尾韧带。

技术:PT 前臂置于操作台上,手指置于患部。浅层:前臂充分旋后,通过桡侧、尺侧偏斜进行 TFM。中层:前臂中立,治疗同侧肌肉,通过腕关节屈曲或伸展进行 TFM。向下/插入:经由直肠,前臂旋前,通过桡侧、尺侧偏斜进行 TFM。耻骨阴道肌/耻骨阴道肌外部参考点:耻骨阴道肌,紧邻耻骨联合外侧,耻骨直肠肌,距耻骨联合外侧 1/4~1/2 英寸(0.64~1.27cm)。

耻尾肌(肛提肌)

位置:耻骨、耻骨直肠肌至耻尾韧带外侧。

技术:PT 前臂置于操作台上,手指触诊患处。浅层:前臂充分旋后,通过桡侧、尺侧偏斜进行 TFM。中层:前臂中立,治疗同侧肌肉,通过腕关节屈曲或伸展进行 TFM。向下/插入:经由直肠,前臂旋前,通过桡侧、尺侧偏斜进行 TFM。外部参考点:仅在耻骨结节内侧。

髂尾肌

位置:肛提肌内侧闭孔筋膜至肛侧韧带。

技术:PT 前臂置于操作台上,手指触诊患处。浅层:前臂充分旋后,通过桡侧、尺侧偏斜进行 TFM。中层:前臂中立,治疗同侧肌肉,通过腕关节屈曲或伸展进行 TFM。向下/插入:经由直肠,前臂旋前,通过桡侧、尺侧偏斜进行 TFM。

尾骨肌

位置:骶骨尖至坐骨棘。

技术:直肠进入。前臂充分旋前,通过腕关节屈曲或伸展进行 TFM。

闭孔内肌

位置:闭孔膜和闭孔骨性边界到股骨大转子。

技术:PT 前臂以中立位置于操作台上,通过旋前、旋后进行 TFM。

骶髂前韧带

位置:穿过骶髂关节前方的长度。

技术:PT 前臂中立位,旋后颅侧 45°,通过桡侧、尺侧偏斜进行 TFM。(注意:患者的膝盖/髋部弯曲以便适当接近韧带。)

骶髂后韧带

骶结节韧带

位置:沿着 SIJ 从髂后上棘(PSIS)和骶骨/尾骨外侧到坐骨结节。

技术:PT 沿着 SIJ 放置拇指,并站在治疗侧的对侧。触诊手指用对侧拇指或掌根加强。TFM 经由肩胛骨垂直纤维的收缩及躯干水平纤维的侧屈传递。

髂腰韧带

位置:大约在 PSIS 前上方和外侧约 1 英寸(2.54cm)。

技术:PT 站在治疗侧对侧、颅侧,DRD 沿髂峰以由后向前、向外的方式按压,通过肩关节的伸展和回收进行 TFM。

骨间韧带

位置:前上方至 PSIS,髂峰和骶骨之间的深沟处。

技术:PT 站在治疗侧对侧,DRD 于沟内通过旋前、旋后进行 TFM。

骶髂后长韧带

位置:沿着骶棘突至髂后上棘。

技术:PT 站在治疗侧对侧,拇指沿着棘突的外侧缘放置,并以外上的角度向髂骨棘移动,通过躯干的侧屈来进行 TFM。

骶棘韧带

位置:沿着骶尾交界处到髂骨棘。

外部:PT 站在治疗侧对侧,触诊骶尾交界处外侧,以由后向前的方式紧紧按压,然后通过颅位定位韧带下侧面，通过肩关节伸展、回收进行 TFM。

内部：PT 仰卧截石位，前臂放在操纵台上，完全旋前，从直肠进入，通过腕关节屈曲和伸展进行 TFM。

如果发现 TFM 太痛苦，可以使用"挤奶"技术。这涉及使用与肌腱单元纤维平行延伸的按摩钳，以试图增加局部循环。滑过触痛点可能会引起不适，因此应小心谨慎。

在局部瘢痕存在的情况下，无论是内部或外部，医生必须最大限度地恢复组织的柔韧性。这不仅可以恢复局部组织结构的功能性和交互流动性，还可以减少瘙痒、减轻疼痛、缓解焦虑，并且常可改善情绪。根据位置的不同，瘢痕也会限制下方关节的运动范围[79,80]。

一旦伤口愈合，对皮肤瘢痕的处理就可以开始了[81]。所有的按摩技巧应该足够用力，以使皮肤变白，压力应逐渐增大。经典的按摩是以循环的方式进行的，而且患者可以自己独立地做这项工作[82]。有人认为按摩可以分解胶原纤维，但支持性证据不足[79,81,82]。注意，如果出现瘢痕并混杂在一起，则应马上处理。利用下面概括的技术，缓慢、渐进地进行治疗将有助于恢复筋膜活动性，并进一步促进愈合。

真皮内外的瘢痕都对循环按摩有良好反应。临床医生用 DRD 技术定位瘢痕，然后使用较强但不引起痛苦的力量按压组织，以便在 DRD 和瘢痕真皮间建立连接。DRD 的运动可使瘢痕真皮间相互滑动。压力一开始应该很轻，然后进行调节，并且轻柔地增加以进一步接触瘢痕组织。这个过程绝不应该是痛苦的，但它会被患者所感觉到。内部瘢痕需要对局部解剖结构有敏锐的意识，特别是那些阴道的正常皱襞。瘢痕感觉像是更坚硬的隆起，并在移动性方面出现限制。当触诊瘢痕的时候，患者有可能会感觉到瘢痕的疼痛，神经系统调节也可能会有欺骗性。按摩应该持续5~15 分钟。预期将有组织结构的立即改善。

在文献中很难找到按摩对瘢痕的确切益处。短期益处包括：增强患者与医生之间的信任、改善皮肤质量、减轻敏感性、增加皮肤血流、改善瘢痕质量、使患者更好地接受病变、减少患者的焦虑情绪、调节情绪和心理状态[79,81]。在对盆腔痛患者进行评估时，应对瘢痕做出评估并且治疗出现活动受限的区域。包括沿着腹部、髋外部、鞍区以及阴道和直肠的瘢痕。与浅部触摸/按摩相比，深层组织的按摩被证实能够减少机械性痛觉过敏和拉伸疼痛[83]。与瘢痕按摩相关的长期益处已被注意到，其被认为可减少抑郁、愤怒的情绪，通过 McGill 疼痛问卷调查、疼痛强度量表和视觉模拟量表评分发现，疼痛减轻[79]。大鼠的按摩样刺激显示血浆和 PAG 中内源性的催产素释放增加，并且抗损害作用通过催产素受体阻断。催产素是增加疼痛阈值、诱导身体放松并且降低血压和皮质醇的激素。因此推测，按摩可能通过激活使用 PAG-阿片类系统和催产素的下行抑制通路，降低痛觉过敏和疼痛[83]。

皮肤滚动和瘢痕滚动是有利于结缔组织恢复适当移动性的另一种形式的按摩。无论是用于皮肤或瘢痕的滚动，技术都是一样的。捏起一撮皮肤并将其"滚"向限制或受限的方向。在有严重活动受限的部位，可能会听到"咔嗒声"，但这不是愈合所必需的。（临床备注：沿着胸腰骶筋膜，没有受限或释放时的声响提示医生患者遵守了维持中性姿势的要求，这将使相关关节受到较少的刺激和减少炎症反应，并且筋膜将保持适当的长度张力。）新旧瘢痕都可以对皮肤滚动做出很好的反应[84]，并且医生和患者均对进行瘢痕按摩后的效果感到惊讶。

触发点是一个痛性肌肉结节，在弹拨时出现明显的限制，并产生一个明显的、可预测的牵涉机制，每个肌肉都有独特的牵涉机制[85]。实际上，所有痛性肌肉、痛性结节都不是触发点，大多数是肌肉压痛点。这个差异对医生和患者都很重要。对压痛点的按摩，缺血性压力和"按压-伸展"对患者来说不会带来持久的疗效。然而，压痛点会迅速做出反应，并通过适当的关节联合运动来消除。了解要松动哪个关节，需要医生牢牢掌握与躯体结构相关的胚胎学。确定肌肉内压痛点的原因也是必要的，并且直接治疗将使患者疼痛立即缓解，压痛点将立即"释放"。

存在许多局部肌肉压痛点不是触发点的例子。其中最常见的是普通人群中的上斜方肌紧张或肌肉痉挛。这些压痛点通常是胸锁关节（SCJ）炎症和限制的结果，所有常见的"紧肩"将在应用 I 或 II 级摆动松动后，或在 SCJ 上放置冰块后，肌肉得到完全放松和痉挛释放[3]。如果上斜方肌有真性病变，或者疼痛是由于斜方肌内部损伤造成的，那么对 SCJ 应用松动或放置冰块将不会对组织结构产生影响。许多医生和患者都非常惊讶于这种治疗方法，其效果非常好，这个概念可应用于全身。其他常见的例子是"梨状肌综合征"，它对 L1~L2 UPA 松动反应良好。还有髂腰肌压痛点，对 T12~L1 UPA 松动反应良好[86]。

如果在针对特定区域的每个组织结构和关节进行了详尽的评估，并且医生已经进行了适当的运动后，肌肉内的压痛点仍持续存在，当弹拨后表现出特征性的"颤动"并且上升到预先确定的参考疼痛模式时，那么它可以被认为是触发点。目前的理解是，触发点会压迫局部感觉神经，通常导致抑制乙酰胆碱（Ach）释放分子的轴质运输减少，同时压迫血管导致局部缺血。这进一步消耗了三磷酸腺苷（ATP）。其结果是 ATP 能量危机触发了一系列前或后突触失代偿。从后突触角度来说，ATP 为使钙离子返回肌浆网的钙泵提供能量。ATP 直接抑制前突触释放 Ach，ATP 的消耗会有效地增加 Ach 释放，导致收缩活动增加，进入自我延续的周期，即"ATP 能源危机"[2]。

正如 Langford 等人所发现的，当具有高度选择性的"肛提肌综合征"患者寻求治疗时，在触发点注射对降低局部肌肉痉挛有效。他们的研究表明，首次注射后，其状态改善了 72.2%[87]。在 1999 年出版的《肌肉疼痛和功能障碍：触发点手册》中，编者们放弃了重度、缺血性压迫治疗触发点的应用[85]。取而代之的是，他们提出了一种新的触发点缓解技术，他们称之为"按压-拉伸"。该技术用单个手指触诊病变肌束。当接触到触发点时，医生被动地使其延长至组织阻力点。这个障碍一直保持到触诊释放为止。然后，触及第二个障碍。重复这个过程，直到在肌肉内没有进一步发现障碍。该假设是将肌动蛋白与肌球蛋白机械地解耦，使"能量危机循环"短路[2]。

5.5 锻炼概念

为了确保患者完全康复，并进一步评估患者是否

愿意成为康复过程中的积极参与者，逐步引入解决个人体位缺陷的锻炼是必要的。这些锻炼应该足够温和，以免加剧疼痛情况，并且能够促进愈合。医生与其盆腔疼痛患者一起努力是一个很好的方式，没有"紧张"的修复是目标。附加的锻炼可用于解决患者的不良状态，但不是唯一的。随着患者修复的进行，可以引入更多的动态锻炼，这样更容易重现患者日常生活的常见压力。

患者从盆腔疼痛中恢复的一个常见起点是确保正确分离 PFM。为了达到最佳效果，可采用第 3 章中概述的分指技术（图 5.5）。应鼓励患者利用 PFM 来隔离副肌收缩：臀肌群、呼吸支持、髋内收或其他。医生应确保患者能协调盆底各层肌肉，从第一层到第三层。当薄弱处出现时，通常是单侧，需要进行拉伸运动。

一旦患者能够隔离 PFM，在其保持适当的 PFM 收缩时引入膈式呼吸。当患者失去收缩时，医生通常需要通过快速、轻柔的外部手指压力来提供帮助。对患者来说，PFM 与活动的协调通常是一项艰巨的任务。

随着患者能力和信心的提高，医生可以加强患者的修复锻炼，包括整合更多具有挑战性的运动，如"臀桥"。要求患者从治疗台上抬起骨盆，保持预定的时间，然后降回台面，同时保持 PFM 收缩（图 5.6）。同样，医生在整个"臀桥"过程中都应做好触诊 PFM 的工作。

这个概念可以应用于卷腹和其他相似的开放式动力链和闭合式动力链的锻炼。对患者来说，最具挑战性的是，在整个独立深蹲的有效运动范围内保持 PFM 收缩。在伴随内部触诊的站立锻炼期间，建议患者协助医生放入触诊手指，以免无意中接触到肛门，破坏无菌环境。一旦放好了触诊手指，要求患者收缩 PFM，然后在保持收缩的同时进行独立深蹲。当不能持续收缩时，口头提示或快速拉伸协助，将有助于重新收缩 PFM。患者可能只能在有限的运动范围内维持 PFM 收缩，这是可以的。随着患者意识和力量的增强，她们将通过不断增加的运动强度表现出更强的维持盆底肌肉收缩的能力。当患者有盆腔脱垂时，可以教

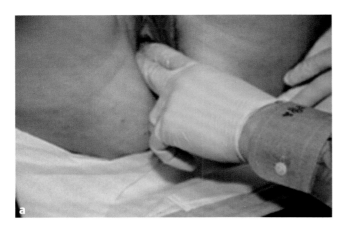
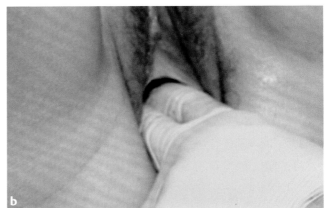
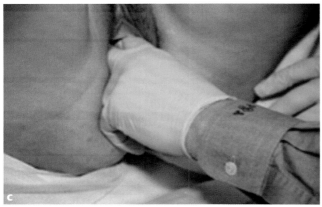

图5.5 分指疗法用于盆底肌肉:第一层、第二层和第三层。

她通过尝试盆腔第一层、第二层和第三层节律性地收缩来自我缓解。通过有序地收缩,不仅可以减轻脱垂,而且可以独立维持这种减轻。为使肌肉收缩,可能需要自行或在医生的协助下主动地抬高,因为肌肉组织本身往往在下行内脏纤维中受抑制。

在治疗患有盆腔疼痛和功能障碍的患者时,应考虑以下练习。所有锻炼的选择都应该根据患者的自身情况进行适当的选择。建议使用下列口头引导来适当激活盆底肌肉系统:

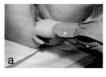
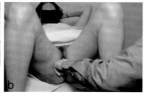

图5.6 卷腹时收缩盆底。

- 第一层:"捏"。
- 第二层:"挤压"。
- 第三层:"收缩然后抬起"。

这个引导能帮助患者理解每个肌肉层的主要作用,同时也鼓励对盆骨进行适当的排序和激活。可以达到以下效果:

- 改善内脏稳定性,许多患者能够学会自行减轻盆腔脱垂。
- 改善脊柱稳定性。
- 增强性高潮。

可以鼓励患者同时锻炼阴道的每一层和每一侧的快肌纤维和慢肌纤维。通常的做法是让患者进行100次连续、快速颤动收缩,频率为1次/秒。

如果出现脱垂,医生可以向脱垂结构提供适当的托举,指导患者在内脏下方进行上述收缩,以便更好地进行肌肉活动并减少脱垂。

抵抗盆底肌肉组织的运动范围，是增强薄弱层或盆底肌肉组织内局部薄弱处的协调性和强度的有效手段。这些薄弱处可能是由于分娩或者其他原因造成的创伤性瘢痕、肌性病变或全身乏力。该技术使用一根或两根手指，鼓励患者在所需的层次进行收缩，或者协调三层。快速拉伸通常可提供启动肌肉组织薄弱部分所需的反馈。

在锻炼治疗过程中鼓励适当的盆底肌肉收缩已被证明是促进患者康复的有效方式。内部触诊盆底可用于大多数运动，以下是最常用的运动。

卷腹时盆底收缩(图 5.7)：

临床医生应根据患者需要适当为每位患者插入一根或两根手指。指导患者从第一层、第二层到第三层肌肉组织先后进行收缩，并要求患者在整个锻炼过程中保持这种状态。然后检测患者在整个过程中连续性收缩的能力。通常需要口头或触觉刺激以鼓励在整个运动中持续的盆底收缩。

深蹲、弓步或瑜伽时的盆底收缩(图 5.8)：

这种操作已被证明在提高骨盆、骶髂关节和腰椎稳定性方面非常有效。许多患者和医生都惊讶地发现，在负重、动态活动和锻炼中保持盆底肌肉收缩有多么困难。建议患者允许医生的手指而不是自己的手指插入，以免不慎接触肛门。在起始位置时，鼓励患者从第一层、第二层，最后到第三层肌肉按先后顺序收缩，并要求患者在整个运动过程中保持这种状态。然后，患者进行深蹲、弓步或瑜伽运动，或那些难以稳定骨盆、盆底、骶髂关节或腰椎的活动。

以下训练可用于加强盆腔稳定性，无论有无内部

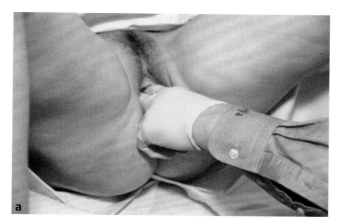
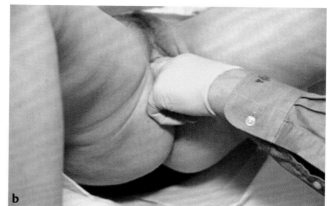

图 5.7　臀桥时收缩盆底。

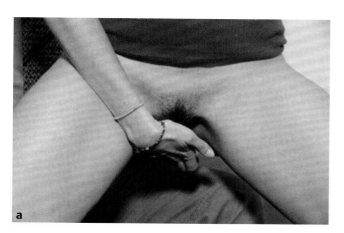
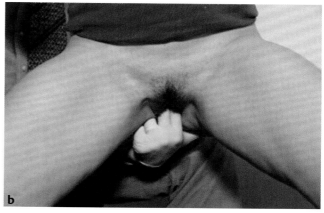

图 5.8　深蹲、弓步或瑜伽时收缩盆底。

触诊:

弓箭步(图 5.9):

• 站立式,双脚分开,一脚在后,脚尖朝前。

• 当左膝向地板运动时,保持耳朵、肩膀和臀部在一条垂直线上。

• 保持盆腔和腹部肌肉紧张。

  ○ 切勿将膝盖撞到地板上。

• 按照建议重复 10~30 次。

○ 另一只脚重复动作。

• 附加难点:

  ○ 以弓箭步最低的角度/深度保持 2/5/7/10 秒。

  ○ 上升 3/4,然后降低。

  ○ 重复动作。

深蹲(图 5.10):

• 站立时,双脚分开,宽度大于肩宽,脚尖向外展 10°。

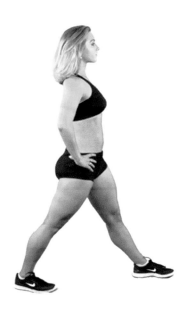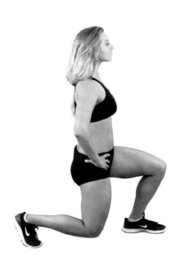

图 5.9　弓箭步。

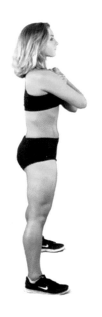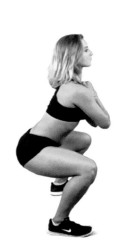

图 5.10　深蹲。

●向后移动臀部,就好像坐在椅子上一样,保持盆腔和腹部的肌肉收缩。

●躯干向前倾 20°,双臂在胸前交叉。

○以舒适的方式弯曲双膝。

○通过后脚跟保持压力平衡。

●按照建议重复 10~30 次。

●附加难点:

○以深蹲最低的角度/深度保持 2/5/7/10 秒。

○上升 3/4,然后降低。

○重复动作。

单侧屈膝站立(图 5.11):

●单脚站立。

●收缩盆腔底部肌肉、腹肌及臀肌。

●不要倾向一侧。

●在保持双膝平行的同时,弯曲非承重腿的膝盖。

●保持 3/5/10 秒,然后重复 10/20/30 次。

单侧髋关节外展站立(图 5.12):

●单脚站立。

●收缩盆腔底部肌肉、腹肌和臀肌。

●在保持直立时,一只脚向一侧抬起,不要倾斜。

●保持 3/5/10 秒,然后重复 10/20/30 次。

标准卷腹(图 5.13):

●仰卧位,双膝弯曲/双腿平放,双手置于头/颈下。

●随着头部和胸部向天花板抬高,保持下巴收起(而不是朝向膝盖)。

●保持 3/5/10 秒,重复 20/15/10 次。

斜向卷腹(图 5.14):

●仰卧位,双手置于脑后/颈后。

●膝盖向左旋转 45°。

●随着头部和胸部向天花板抬高,保持下巴收起。

●一旦达到运动最高点,转向右侧。

●保持旋转,并且向天花板方向再升起一点。

●保持右肩朝向地板 3/5/10 秒,同时保持旋转。

●重复 20/15/10 次。

●在另一侧重复动作。

腹部扭桥(图 5.15):

●右侧卧位,右肘部或前臂放松。

●将手肘直接放在肩下,以使肘与地板垂直,另一只手放在头上,肘朝向天花板。

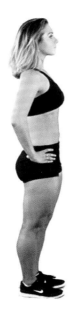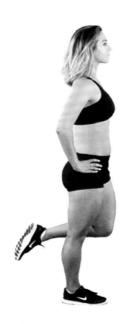

图 5.11　单侧屈膝站立。

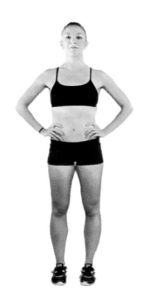 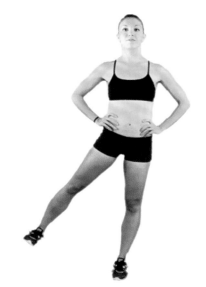

图 5.12　单侧髋关节外展站立。

- 右侧髋部从地板上抬起，身体保持平直。
  - 保持右脚和右肘/前臂放在地板上。
- 在抬起的最高点，左肩朝向地板。
  - 不要让髋部/骨盆摇摆或旋转。
- 重复 10~30 次。
- 在左侧重复动作。

腹部挤压(图 5.16)：

- 侧卧，用手支撑头部，另一只手放在地上。
- 保持髋部向前 10°。
- 通过左手用力，抬起右肩和头部。
- 保持身体的方向垂直于地板。

- 维持 3 秒，重复 10~30 次。
- 在对侧重复动作。

腹部支撑(图 5.17)：

- 侧卧，左手支撑头部。
- 右手放在胸前的地板上进行支撑。
  - 保持髋部顶端向前 10°。
- 保持双腿伸直，并将左髋置于地板上，向天花板方向抬高双腿。
  - 保持身体的方位向前 10°，垂直于地面。
- 保持 3 秒，重复 10~30 次。
- 在对侧重复动作。

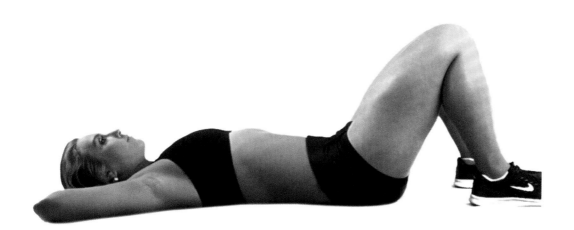

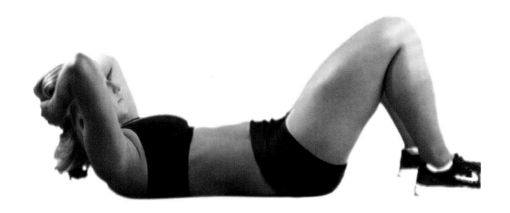

图 5.13   标准卷腹。

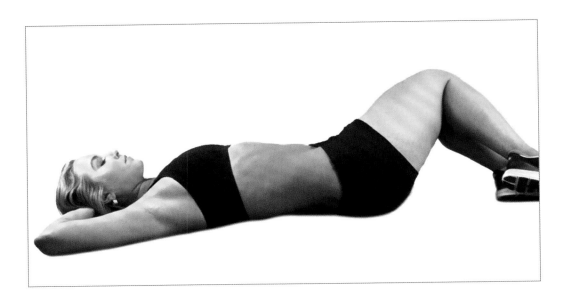

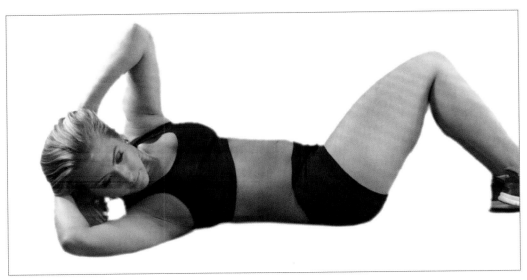

图 5.14　斜向卷腹。

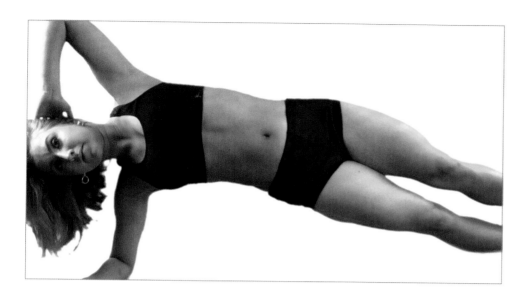

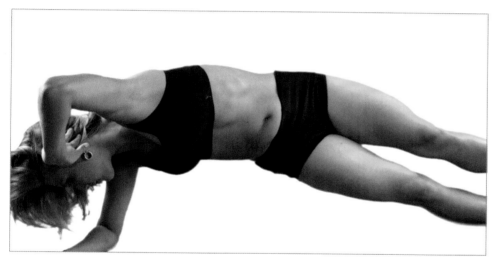

图 5.15 腹部扭桥。

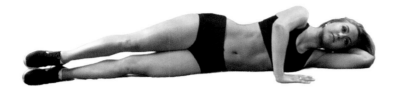

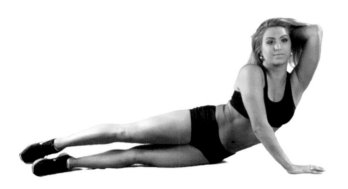

图 5.16　腹部挤压。

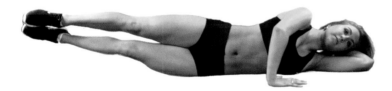

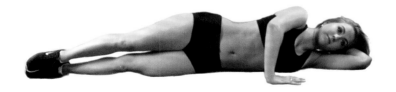

图 5.17　腹部支撑。

（林怡婷　译　吴桂珠　校）

参考文献

[1] Weström LV, Willén R. Vestibular nerve fiber proliferation in vulvar vestibulitis syndrome. Obstet Gynecol 1998; 91: 572–576

[2] McPartland JM. Travell trigger points—molecular and osteopathic perspectives. J Am Osteopath Assoc 2004; 104: 244–249

[3] Cyriax J, Ed. (1982). Textbook of orthopaedic medicine. London, Philadelphia, Toronto, Sydney & Tokyo: WB Saunders & Bailliere Tindall

[4] Ombregt L, Ed. (2003). A system of orthopaedic medicine (2nd ed.). Philadelphia, London: Churchill Livingstone

[5] Suni J, Rinne M, Natri A et al. Control of the lumbar neutral zone decreases low back pain and improves self-evaluated work ability: a 12-month randomized controlled study. Spine 2006; 31: E611–620

[6] Boyling JD, Ed. (2004). Grieve's modern manual therapy (3rd ed.). Edinburgh, London, New York, Oxford, Philadelphia, St. Louis, Sydney, Toronto: Churchill Livingstone

[7] Greenman PE, Ed. (1996). Principles of manual medicine (4th ed.) Lippincott Williams & Wilkins

[8] Howard FM, Ed. (2000). Pelvic pain: Diagnosis & management. Philadelphia, Baltimore, New York, London, Buenos Aires, Hong Kong, Sydney & Tokyo: Lippincott Williams & Wilkins

[9] Won HR, Abbott J. Optimal management of chronic cyclical pelvic pain: an evidence-based and pragmatic approach. Int J Womens Health 2010; 2: 263–277

[10] Harrison DD, Harrison SO, Croft AC, Harrison DE, Troyanovich SJ. Sitting biomechanics part I: review of the literature. J Manipulative Physiol Ther 1999; 22: 594–609

[11] Harrison DD, Harrison SO, Croft AC, Harrison DE, Troyanovich SJ. Sitting biomechanics, part II: optimal car driver's seat and optimal driver's spinal model. J Manipulative Physiol Ther 2000; 23: 37–47

[12] Harrison DE, Harrison DD, Troyanovich SJ. The sacroiliac joint: a review of anatomy and biomechanics with clinical implications. J Manipulative Physiol Ther 1997; 20: 607–617

[13] Harrison DE, Cailliet R, Harrison DD, Troyanovich SJ, Harrison SO. A review of biomechanics of the central nervous system—Part I: spinal canal deformations resulting from changes in posture. J Manipulative Physiol Ther 1999; 22: 227–234

[14] Harrison DE, Cailliet R, Harrison DD, Troyanovich SJ, Harrison SO. A review of biomechanics of the central nervous system—part II: spinal cord strains from postural loads. J Manipulative Physiol Ther 1999; 22: 322–332

[15] Harrison DE, Cailliet R, Harrison DD, Troyanovich SJ, Harrison SO. A review of biomechanics of the central nervous system—Part III: spinal cord stresses from postural loads and their neurologic effects. J Manipulative Physiol Ther 1999; 22: 399–410

[16] Harrison DE, Harrison DD, Harrison SO, Troyanovich SJ. A review of biomechanics of the central nervous system. Part 1: Spinal canal deformations caused by changes in posture. J Manipulative Physiol Ther 2000; 23: 217–220

[17] Hartmann D, Strauhal MJ, Nelson CA. Treatment of women in the United States with localized, provoked vulvodynia: practice survey of women's health physical therapists. J Reprod Med 2007; 52: 48–52

[18] Harris-Love MO, Shrader JA. Physiotherapy management of patients with HIV-associated Kaposi's sarcoma. Physiother Res Int 2004; 9: 174–181

[19] Williams RE, Black CL, Kim HY et al. Determinants of healthcare-seeking behaviour among subjects with irritable bowel syndrome. Aliment Pharmacol Ther 2006; 23: 1667–1675

[20] ter Kuile MM, Weijenborg PT, Spinhoven P. Sexual functioning in women with chronic pelvic pain: the role of anxiety and depression. J Sex Med 2010; 7: 1901–1910

[21] Ren K, Dubner R. Central nervous system plasticity and persistent pain. J Orofac Pain 1999; 13: 155–163, discussion 164–171

[22] Ren K, Dubner R. Inflammatory models of pain and hyperalgesia. ILAR Journal / National Research Council Institute of Laboratory Animal Resources 1999; 40: 111–118

[23] Pukall CF, Binik YM, Khalifé S, Amsel R, Abbott FV. Vestibular tactile and pain thresholds in women with vulvar vestibulitis syndrome. Pain 2002; 96: 163–175

[24] Ventegodt S, Thegler S, Andreasen T et al. Clinical holistic medicine: psychodynamic short-time therapy complemented with bodywork. A clinical follow-up study of 109 patients. ScientificWorldJournal 2006; 6: 2220–2238

[25] Sambajon VV, Cillo JE, Jr, Gassner RJ, Buckley MJ. The effects of mechanical strain on synovial fibroblasts. J Oral Maxillofac Surg 2003; 61: 707–712

[26] So C. How manipulation works. The Journal of the Hong Kong Physiotherapy Association 1986; 8: 30–34

[27] Cottingham JT, Porges SW, Lyon T. Effects of soft tissue mobilization (Rolfing pelvic lift) on parasympathetic tone in two age groups. Phys Ther 1988; 68: 352–356

[28] Cottingham JT, Maitland J. A three-paradigm treatment model using soft tissue mobilization and guided movement-awareness techniques for a patient with chronic low back pain: a case study. J Orthop Sports Phys Ther 1997; 26: 155–167

[29] Hurwitz EL, Aker PD, Adams AH, Meeker WC, Shekelle PG. Manipulation and mobilization of the cervical spine. A systematic review of the literature. Spine 1996; 21: 1746–1759, discussion 1759–1760

[30] Hurwitz EL, Morgenstern H, Harber P, Kominski GF, Yu F, Adams AH. A randomized trial of chiropractic manipulation and mobilization for patients with neck pain: clinical outcomes from the UCLA neck-pain study. Am J Public Health 2002; 92: 1634–1641

[31] Keller TS, Colloca CJ, Béliveau JG. Force-deformation response of the lumbar spine: a sagittal plane model of posteroanterior manipulation and mobilization. Clin Biomech (Bristol, Avon) 2002; 17: 185–196

[32] Jamison JR, McEwen AP, Thomas SJ. Chiropractic adjustment in the management of visceral conditions: a critical appraisal. J Manipulative Physiol Ther 1992; 15: 171–180

[33] Browning JE. Pelvic pain and organic dysfunction in a patient with low back pain: response to distractive manipulation: a case presentation. J Manipulative Physiol Ther 1987; 10: 116–121

[34] Weiss JM. Pelvic floor myofascial trigger points: manual therapy for interstitial cystitis and the urgency-frequency syndrome. J Urol 2001; 166: 2226–2231

[35] Allison G, Edmonston S, Kiviniemi K, Lanigan H, Simonsen AV, Walcher S. Influence of standardized mobilization on the posteroanterior stiffness of the lumbar spine in asymptomatic subjects. Physiother Res Int 2001; 6: 145–156

[36] Allison G. Effect of direction of applied mobilization force on the posteroanterior response in the lumbar spine. J Manipulative Physiol Ther 2001; 24: 487–488

[37] Dishman JD, Bulbulian R. Spinal reflex attenuation associated with spinal manipulation. Spine 2000; 25: 2519–2524, discussion 2525

[38] Dishman JD, Bulbulian R. Comparison of effects of spinal manipulation and massage on motoneuron excitability. Electromyogr Clin Neurophysiol 2001; 41: 97–106

[39] Dishman JD, Ball KA, Burke J. First Prize: central motor excitability changes after spinal manipulation: a transcranial magnetic stimulation study. J Manipulative Physiol Ther 2002; 25: 1–9

[40] Dishman JD, Cunningham BM, Burke J. Comparison of tibial nerve H-reflex excitability after cervical and lumbar spine manipulation. J Manipulative Physiol Ther 2002; 25: 318–325

[41] Dishman JD, Burke J. Spinal reflex excitability changes after cervical and lumbar spinal manipulation: a comparative study. Spine J 2003; 3: 204–212

[42] Oliphant D. Safety of spinal manipulation in the treatment of lumbar disk herniations: a systematic review and risk assessment. J Manipulative Physiol Ther 2004; 27: 197–210

[43] Maitland G, Ed. Maitland's vertebral manipulation. Edinburgh, London, New York, Oxford, Philadelphia, St. Louis, Sydney, Toronto: Elsevier; 2005

[44] Cascioli V, Corr P, Till Ag AG. An investigation into the production of intra-articular gas bubbles and increase in joint space in the zygapophyseal joints of the cervical spine in asymptomatic subjects after spinal manipulation. J Manipulative Physiol Ther 2003; 26: 356–364

[45] Wilson DG. Results of manipulation in general practice. Proc R Soc Med 1967; 60: 971–972

[46] Lehman GJ, McGill SM. The influence of a chiropractic manipulation on lumbar kinematics and electromyography during simple and complex tasks: a case study. J Manipulative Physiol Ther 1999; 22: 576–581

[47] Lehman GJ, McGill SM. Spinal manipulation causes variable spine kinematic and trunk muscle electromyographic responses. Clin Biomech (Bristol, Avon) 2001; 16: 293–299

[48] Lehman GJ, Vernon H, McGill SM. Effects of a mechanical pain stimulus on erector spinae activity before and after a spinal manipulation in patients with

back pain: a preliminary investigation. J Manipulative Physiol Ther 2001; 24: 402–406

[49] Cramer GD, Ross K, Pocius J et al. Evaluating the relationship among cavitation, zygapophyseal joint gapping, and spinal manipulation: an exploratory case series. J Manipulative Physiol Ther 2011; 34: 2–14

[50] Lehto M, Järvinen M. Collagen and glycosaminoglycan synthesis of injured gastrocnemius muscle in rat. Eur Surg Res 1985; 17: 179–185

[51] Lehto M, Duance VC, Restall D. Collagen and fibronectin in a healing skeletal muscle injury. An immunohistological study of the effects of physical activity on the repair of injured gastrocnemius muscle in the rat. J Bone Joint Surg Br 1985; 67: 820–828

[52] George SZ, Bishop MD, Bialosky JE, Zeppieri G, Jr, Robinson ME. Immediate effects of spinal manipulation on thermal pain sensitivity: an experimental study. BMC Musculoskelet Disord 2006; 7: 68

[53] Jull GA, Falla D, Vicenzino B, Hodges PW. The effect of therapeutic exercise on activation of the deep cervical flexor muscles in people with chronic neck pain. Man Ther 2009; 14: 696–701

[54] Sluka KA. Pain mechanisms involved in musculoskeletal disorders. J Orthop Sports Phys Ther 1996; 24: 240–254

[55] Sluka KA, Christy MR, Peterson WL, Rudd SL, Troy SM. Reduction of pain-related behaviors with either cold or heat treatment in an animal model of acute arthritis. Arch Phys Med Rehabil 1999; 80: 313–317

[56] Sluka KA, Rohlwing JJ, Bussey RA, Eikenberry SA, Wilken JM. Chronic muscle pain induced by repeated acid injection is reversed by spinally administered mu- and delta-, but not kappa-, opioid receptor agonists. J Pharmacol Exp Ther 2002; 302: 1146–1150

[57] Song XJ, Gan Q, Cao JL, Wang ZB, Rupert RL. Spinal manipulation reduces pain and hyperalgesia after lumbar intervertebral foramen inflammation in the rat. J Manipulative Physiol Ther 2006; 29: 5–13

[58] Moore KL, Dalley AF, Eds. (2006). Clinically orientated anatomy (5th ed.). Baltimore, Philadelphia: Lippincott Williams & Wilkins

[59] Sluka KA, Skyba DA, Radhakrishnan R et al. Joint mobilization reduces hyperalgesia associated with chronic muscle and joint inflammation in rats. J Pain 2006; 7: 602–607

[60] Dishman JD, Dougherty PE, Burke JR. Evaluation of the effect of postural perturbation on motoneuronal activity following various methods of lumbar spinal manipulation. Spine J 2005; 5: 650–659

[61] Bittar P, Muller D. Time-dependent reversal of long-term potentiation by brief cooling shocks in rat hippocampal slices. Brain Res 1993; 620: 181–188

[62] Linden DJ. Long-term synaptic depression in the mammalian brain. Neuron 1994; 12: 457–472

[63] Carriere B, Markel FC, Eds. (2006). The pelvic floor. New York: Thieme

[64] Colloca CJ, Keller TS, Harrison DE, Moore RJ, Gunzburg R, Harrison DD. Spinal manipulation force and duration affect vertebral movement and neuromuscular responses. Clin Biomech (Bristol, Avon) 2006; 21: 254–262

[65] Chiu TW, Wright A. To compare the effects of different rates of application of a cervical mobilisation technique on sympathetic outflow to the upper limb in normal subjects. Man Ther 1996; 1: 198–203

[66] McGuiness J, Vicenzino B, Wright A. Influence of a cervical mobilization technique on respiratory and cardiovascular function. Man Ther 1997; 2: 216–220

[67] Sterling M, Jull G, Wright A. Cervical mobilisation: concurrent effects on pain, sympathetic nervous system activity and motor activity. Man Ther 2001; 6: 72–81

[68] Davila GW. Vaginal prolapse: management with nonsurgical techniques. Postgrad Med 1996; 99: 171–176, 181, 184–185

[69] Davila GW, Ghoniem GM, Kapoor DS, Contreras-Ortiz O. Pelvic floor dysfunction management practice patterns: a survey of members of the International Urogynecological Association. Int Urogynecol J Pelvic Floor Dysfunct 2002; 13: 319–325

[70] Davila GW, Guerette N. Current treatment options for female urinary incontinence—a review. Int J Fertil Womens Med 2004; 49: 102–112

[71] Holtzman DA, Petrocco-Napuli KL, Burke JR. Prospective case series on the effects of lumbosacral manipulation on dysmenorrhea. J Manipulative Physiol Ther 2008; 31: 237–246

[72] Proctor ML, Hing W, Johnson TC, Murphy PA. Spinal manipulation for primary and secondary dysmenorrhoea. Cochrane Database Syst Rev 2001 2001;(4): CD002119

[73] Proctor ML, Hing W, Johnson TC, Murphy PA. Spinal manipulation for primary and secondary dysmenorrhoea. Cochrane Database Syst Rev 2004;(3): CD002119

[74] Proctor ML, Hing W, Johnson TC, Murphy PA. Spinal manipulation for primary and secondary dysmenorrhoea. Cochrane Database Syst Rev 2006: CD002119

[75] Maigne JY, Chatellier G, Faou ML, Archambeau M. The treatment of chronic coccydynia with intrarectal manipulation: a randomized controlled study. Spine 2006; 31: E621–E627

[76] Gajeski BL, Kettner NW, Awwad EE, Boesch RJ. Neurofibromatosis type I: clinical and imaging features of Von Recklinghausen's disease. J Manipulative Physiol Ther 2003; 26: 116–127

[77] Martin-Alguacil N, Pfaff DW, Shelley DN, Schober JM. Clitoral sexual arousal: an immunocytochemical and innervation study of the clitoris. BJU Int 2008; 101: 1407–1413

[78] Sbriccoli P, Yousuf K, Kupershtein I et al. Static load repetition is a risk factor in the development of lumbar cumulative musculoskeletal disorder. Spine 2004; 29: 2643–2653

[79] Atiyeh BS. Nonsurgical management of hypertrophic scars: evidence-based therapies, standard practices, and emerging methods. Aesthetic Plast Surg 2007; 31: 468–492, discussion 493–494

[80] Roques C. Massage applied to scars. Wound Repair Regen 2002; 10: 126–128

[81] Roh YS, Cho H, Oh JO, Yoon CJ. Effects of skin rehabilitation massage therapy on pruritus, skin status, and depression in burn survivors. Taehan Kanho Hakhoe Chi 2007; 37: 221–226

[82] Edwards J. (2003). Scar management. Nursing Standard (Royal College of Nursing (Great Britain): 1987), 17(52), 39–42

[83] Frey Law LA, Evans S, Knudtson J, Nus S, Scholl K, Sluka KA. Massage reduces pain perception and hyperalgesia in experimental muscle pain: a randomized, controlled trial. J Pain 2008; 9: 714–721

[84] Herrera I, Ed. (2009). Ending female pain: A woman's manual. New York: Duplex Publishing

[85] Travell JG, Simons DG, Lois LS, Eds. (1999). Myofascial pain and dysfunction: The trigger point manual. Philadelphia, Baltimore, New York, London, Buenos Aires, Hong Kong, Sydney, Tokyo: Lippincott Williams & Wilkins

[86] Cohen SP, Raja SN. Pathogenesis, diagnosis, and treatment of lumbar zygapophysial (facet) joint pain. Anesthesiology 2007; 106: 591–614

[87] Langford CF, Udvari Nagy S, Ghoniem GM. Levator ani trigger point injections: an underutilized treatment for chronic pelvic pain. Neurourol Urodyn 2007; 26: 59–62

第 **6** 章
治 疗

6.1 阴道疼痛

6.1.1 患者表现

一位患者就诊时主诉阴道疼痛,无法进行性生活。由于便秘,患者慢慢地出现了厌食的症状而且其第一次分娩后出现的压力性尿失禁也逐渐恶化。

患者是一家世界 500 强公司的董事长,先后经历了 3 次阴道自然分娩 (SVD)——"就是把他们挤出来"——然后很快回到了工作岗位。她请了一位随叫随到的保姆。结婚以前,从 8 岁直到大学,她都是全国花样滑冰运动员。从 14 岁到现在,除去怀孕和生产 3 个孩子期间,她一直在服用口服避孕药。

目前的治疗包括布洛芬(2 片/次,一天 3 次)和自我的盆底肌锻炼。

6.1.2 评估

• 患者的坐姿和站姿均呈现明显的伸头前倾姿势。

• 患者骨盆倾斜角为 60°。

• 患者肩胛胸廓关节可容 6 指。

• ALROM 不能诱发症状出现,患者同时存在右侧脊柱胸腰段活动度减低及侧弯。

• 骶髂关节(SIJ)移动性及激发试验均呈阴性。

• 患者表现为右侧俯卧屈膝试验(PKF)阳性,双侧直腿抬高试验(SLR)无明显异常。

• L2~S2 分段检查运动和感觉神经功能无明显异常。

• 胸小肌、胸锁乳突肌、枕下肌群和髂腰肌肌张力增加。

• 患者表现为明显的肺尖呼吸模式。

• 骨盆检查:

○ 视诊,阴道内翻,盆底肌张力增加导致阴蒂和肛门彼此相对。

○ 咳嗽、打喷嚏和按压腹部时,无尿液漏出。

○ 主动收缩盆底肌肉(PFM)呈小幅度的抬高。缓慢适度地放松,可见内收肌及臀肌收缩。

○ 行骨盆检查/触诊,接触到坐骨结节时,患者反应剧烈,身体后撤,但要求评估"继续"。

○ 双侧球海绵体反射阴性。

○ 穹隆 11 点方向可触及陈旧裂伤。

○ 骶神经叩击试验阴性。

○ 盆底肌张力增加,右侧>左侧。

6.1.3 治疗策略

为了对这位患者的病痛进行最优处理,你会从哪里开始治疗?完成下方列表,并为下面每一条制订出相应的治疗策略:

a.疼痛心理学;

b.神经学;

c.关节活动受限;

d.瘢痕;

e.肌肉失衡和广泛性肌力减弱;

f.肌肉痉挛和筋膜紧张。

在疼痛方面,需要患者采取正确的站立姿势。通过某些方法,比如采用 McKenzie 腰椎支撑器或其他类似产品,使患者保持最优的坐姿和站姿。通过镜子,患者可以体会到肺尖呼吸和膈肌呼吸的区别。借助镜子、体位等策略,可使患者逐渐改变呼吸方式。

神经学 PKF 试验阳性的问题,可以通过分段提高 T12~L3 关节活动性来解决。如本文所述可以通过侧卧转动来提高关节活动度,也可采取其他针对具体关节的手法。关节相应的调整完成后,对盆底肌张力进行观察和评估,确定肌张力是否有改变。很多临床医生和患者都会惊讶地发现,这种治疗方法对缓解疼痛和肌张力的增高有显著的效果。

胸椎关节活动受限的问题,需要进行节段性评估和治疗。考虑到患者存在脊柱高度后凸和明显的肺尖呼吸,评估过程中极有可能发现局部关节活动受限。

产道瘢痕应通过轻柔的横向摩擦按摩(TFM)(图 6.1)来处理。如果局部疼痛明显,需检查胸腰椎连接处,可以在 TFM 前先进行局部治疗,因为这种痛感可能会逐渐增强(内生殖器近端 3/4 的感觉经下腹部、盆腔和迷走神经传导至 T5~L2 脊髓节段),TFM 应在患者耐受范围内进行。

肌肉失衡和广泛性肌力减弱的问题可通过增强中/下斜方肌、竖脊肌和腹部肌肉的肌力来解决。下面将列举一些锻炼方式。

若筋膜紧张持续存在,可冰敷处理,再配合针对局部关节受限的一些治疗,将显著改善局部活动性。

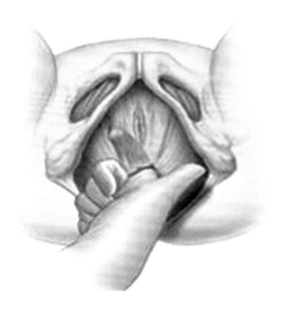

图 6.1 横向摩擦按摩法。

如果医生提供了正确而恰当的关节针对性治疗,并且患者也主动积极地参与了形体姿势的调整,那么在第一周的治疗结束后,医生和患者会发现,局部筋膜的活动性有了明显改善,同时舒适度也得到了提高。

6.1.4 锻炼方法(见图 5.13 至图 5.16)

在患者能够承受的情况下,医生可以进行按摩。除了典型的肌肉疲劳和"燃烧感"以外,所有的操作都不应造成额外的损伤。在按摩中应该注意避免疼痛,因为疼痛会引起更多的痛苦。作为医生,我们都不想再额外增加患者的痛苦。适当的口头鼓励是相当必要的,因为患者往往同时伴有躯体和心理健康等问题。

6.2 骶髂关节疼痛导致的性交困难

6.2.1 患者表现

患者就诊时主诉外阴疼痛和性交困难。女性,51岁,2 次自然阴道分娩史(18 年前和 20 年前)。患者否认能引起症状的外伤史或其他特殊情况。她指出,在过去的 1 年中,她的体重增加了大约 10 磅(4.5kg),她决定减肥,并请了一名私人教练指导健身。患者表示她并不喜欢健身这个过程,但是理解健身的必要性。患者目前的个人训练计划包括慢跑 1.5 英里(2.4km),和进行一系列跳箱、立卧撑运动等各种增强式锻炼。

6.2.2 评估

患者的症状主要在坐姿变为站姿时或站立超过 30 分钟时出现,疼痛沿腰骶区放射至腹股沟区。患者穿高跟鞋 15 分钟后会出现难以忍受的剧烈疼痛。患者进一步指出,她平时很享受在房间的木地板上仰卧放松,但是由于疾病的进行性进展以及向腰骶部放射的疼痛,她现在无法保持这个姿势。患者右侧的症状更为明显,伴左侧臀肌疼痛、肌痉挛。

当患者进行性生活时,阴道插入会引起明显疼痛,但外部接触和阴蒂刺激无异常症状。采用后入体位插入阴道时,患者有更好的耐受性,但她原本喜欢的传教士体位则由于疼痛而变得无法忍受。

患者发现,她现在时常会回忆起上述的疼痛症状,并在洗澡时常将手指插入阴道里以判断她是否能够忍受性交插入时的痛苦。令她沮丧的是,她对于手指触摸和阴道插入的忍受程度正在日渐下降。

- 站立时双侧骨盆倾斜度为 65°。
- 肩胛胸廓关节可容 5 指。
- ALROM 无异常,完全屈曲时无腰椎前凸扭转。
- 腰骶神经肌层/皮肤检查无异常。
- 右侧 Gillet 实验及站立屈曲试验阳性。
- 坐骨神经张力试验无异常。
- 俯卧屈膝试验引起骶髂关节疼痛,右侧>左侧,Nachlas 试验阳性。
  - Yeoman 试验：在髋关节伸展时进行俯卧屈膝试验,同侧骶髂关节疼痛更为明显。
- 按压骶髂关节,右侧局部有轻微症状,左侧阴性,减轻按压力度后外阴疼痛的症状可缓解。
- ASLR 无异常。
- FABER、FAIR、McCarthy 和后唇检查无异常。
- 当一侧髋关节屈曲、内收时,通过股骨施加轴向压力,患者可出现腹股沟及外阴疼痛,右侧>左侧。
  - 按压髂腰韧带。
- "下交叉综合征"阳性,右侧>左侧。

临床问题:下一步需要做盆腔内触诊吗? 如果需要,检查的临床指征是什么? 如果不需要,考虑到患者有 2 次自然阴道分娩史和插入性交困难,为什么不做一个内部评估呢?

6.2.3 治疗策略

为了对这位患者的病痛进行最优处理,你会从哪里开始治疗? 完成下方列表,并为下面每一条制订出相应的治疗策略:

a.疼痛心理学;

b.神经学;

c.关节活动受限;

d.瘢痕;

e.肌肉失衡和广泛性肌力减弱;

f.肌肉痉挛和筋膜紧张。

疼痛心理学:首先,建议患者避免对阴道插入的疼痛症状进行持续性的自我评估。对于症状的持续关注会激活 RVM/PAG 区域,进一步增强局部疼痛。此外,对于疼痛部位进行反复性的有害刺激,会通过中枢和周围神经的致敏作用在不经意间增强患者的疼痛症状。

神经学:俯卧屈膝试验阳性,但是患者的疼痛症状是沿着同侧骶髂关节出现的,并在伸髋时增强,这表明患者存在骶髂关节和股神经的病损。Gillet 试验阳性、站立屈曲试验阳性、骶髂关节按压松解后症状减轻和髂腰韧带张力试验等都表明骶髂关节有极大可能发生了损伤。下交叉综合征阳性,进一步表明骶髂关节局部受损。髋关节和相关结构无明显异常。治疗将从右侧骶髂关节开始,对髂腰韧带进行局部横向摩擦按摩,然后对骶髂关节进行局部牵引。Grieves 通过上述处理使患者的外阴疼痛症状得到了极大的缓解(图 6.2)。

瘢痕:未见瘢痕,但髂腰韧带活动时可闻及摩擦音。

6.2.4 锻炼方法

接下来对肌肉失衡进行处理,锻炼方法见图 5.9 至图 5.12。

直到治疗结束,我们也没有进行阴道内部评估。

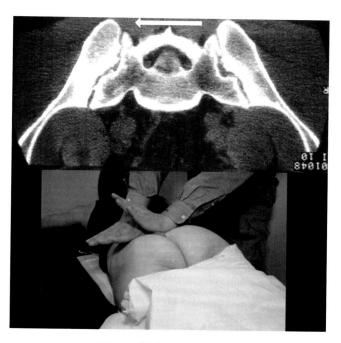

图 6.2　骶髂关节局部牵引。

治疗后，患者在进行体内性行为和其他非体内性行为时，都不再出现疼痛的症状。提示：骶髂关节病变可以导致放射性疼痛，而患者的自我持续刺激进一步增强了局部疼痛和功能障碍。这位患者将继续加强锻炼和体态训练，以确保其完全康复和身体健康。

6.3 臀部体征

6.3.1 患者表现

患者就诊时主诉左侧臀部出现剧烈疼痛。患者难以保持正常的坐姿，只能将身体重心转移到右侧臀部以避免疼痛。进一步询问后得知，患者在骑山地自行车时，前轮突然锁死，他从车把上方向前摔出，左侧臀部着地。这位患者曾有 L5 椎间盘损伤病史，据他回忆，当时的症状与此次臀部症状疼痛类似，但程度较本次更轻。

6.3.2 评估

经过检查，剧烈的疼痛导致患者的身体几乎不能向前屈曲。因为患者不能保持站姿，所以取仰卧位进行检查，左侧直腿抬高试验阳性，被动屈曲髋关节和膝关节时症状加重。

评估工作立即结束，然后患者被转至当地医院。为什么？

物理治疗领域正在快速发展，我们作为实践者，时常成为患者疼痛和功能障碍的"守门人"。作为专业人士，我们必须记住确实可能有严重的病损出现，而在这个病例中，这位患者发生了骶骨骨折移位。

6.4 上唇撕裂

6.4.1 患者表现

患者处于髋臼左后上唇修复术后状态，保守护理、运动恢复训练和功能性力量训练等进展正常。虽然患有髋关节病变，但这位患者仍然可以恢复先前

80%的运动状态。此次患者主诉出现同侧腹股沟区疼痛，这种疼痛呈"深在性"，一直传导至同侧臀部区域。

6.4.2 评估

临床检查：
- 腰椎检查无异常。
- 骶髂关节无异常。
- 患者取仰卧位髋关节屈曲姿势，医生触诊坐骨结节内侧，并用手指以一定角度按压，患者出现剧烈的疼痛。同时医生可注意到触诊部位闻及摩擦音。
- 通过前臂旋前和旋后进行横向摩擦按摩，患者的疼痛症状明显减轻。在随访中，患者表示，她的疼痛症状在治疗后当天基本消失，但第二天又会再次出现。后续的两次横向摩擦按摩治疗也是同样的结果。

6.4.3 治疗策略

为了对这位患者的病痛进行最优处理，你会从哪里开始你的治疗？完成下方列表，并为下面每一条制订出相应的治疗策略：

a.疼痛心理学；
b.神经学；
c.关节活动受限；
d.瘢痕；
e.肌肉失衡和广泛性肌力减弱；
f.肌肉痉挛和筋膜紧张。

疼痛心理学：这位患者没有任何相关症状和体征。

神经学：没有任何试验表明有神经学损伤。

关节活动受限：经过术后恢复，没有任何关节活动受限的表现。

瘢痕：经过触诊闭孔内肌，我们有两个重要的发现：一是触诊时闻及的摩擦音与患者的疼痛症状相关；二是局部治疗可以明显缓解患者的症状。进一步治疗包括对闭孔内肌和骨盆结构进行内部触诊评估。上述这些内容提示闭孔内肌痉挛是一种保护性行为，而这位患者经过局部治疗已经可以进行髋关节的无痛性活动。

6.5 足底筋膜炎

6.5.1 患者表现

一名 40 岁的女性就诊时主诉脚后跟内侧和足底筋膜疼痛。患者在不穿运动鞋时根本无法行走，下床后刚开始行走时的疼痛至少是 9 或 10 级。慢速行走可以减轻疼痛，但是经过休息后再次开始行走时，会产生极度剧烈的疼痛。患者有定制的非处方矫正器，但是没有效果。她每天都会进行拉伸活动，连续 6 个月在晚上睡觉时穿着"靴子"，但是也毫无效果。她接受过针对跖腱膜、胫骨后肌，以及脚和脚踝"每块"肌肉的局部深层组织按摩治疗。

这位患者有 3 次自然阴道分娩史和外阴切开手术史。否认膀胱和肠道功能下降。患者表示，在采用传教士体位同房后，会感到大腿后侧"发紧"，但她将之归因于年龄的增长和缺乏身体锻炼。

6.5.2 评估

腰椎活动度及 L2~S1 分段皮肤感觉评估均为阴性。左侧骶髂关节 Gillet 试验和跳跃试验阳性，提示局部活动度下降，但是局部压力试验是阴性的。

通过对骶神经和骶髂关节韧带的检查结果进行讨论，患者同意进行内部触诊以对上述结构进行评估。在内部触诊评估中，我们注意到以下结果：

- 右侧耻骨阴道肌及直肠肌张力下降、体积增大，肌肉明显从耻骨撕脱。
- 耻骨阴道肌及直肠肌肌腹有明显瘢痕。
- 左前骶髂关节韧带有明显疼痛和摩擦音。
- S2 和 S3 神经根的 Tinel 试验可诱发患者右侧脚后跟及大腿后侧疼痛。

6.5.3 治疗策略

为了对这位患者的病痛进行最优处理，你会从哪里开始你的治疗？完成下方列表，并为下面每一条制订出相应的治疗策略：

　　a. 疼痛心理学；
　　b. 神经学；

　　c. 关节活动受限；
　　d. 瘢痕；
　　e. 肌肉失衡和广泛性肌力减弱；
　　f. 肌肉痉挛和筋膜紧张。

疼痛心理学：这位患者没有任何相关症状和体征。

神经学：S2 和 S3 神经根 Tinel 试验阳性，提示存在局部刺激。临床医生必须确定产生神经刺激的原因，并决定后续如何处理。对于这位患者，左侧骶髂关节活动度下降，强烈地提示了采取局部治疗是一种恰当的选择。但是如果耻骨阴道肌及直肠肌撕脱导致的右侧肌力减弱没有得到解决，局部治疗的效果也是十分有限的。我们在治疗神经学问题时，应该时刻保持机体的平衡状态，因为人体是一个整体。为了充分解决患者神经学的异常，我们采取局部牵引和 Grieves 骶髂关节活动术来调整左侧骶髂关节活动度。后续进一步对右侧耻骨阴道肌及直肠肌进行横向摩擦按摩。

随着骶髂关节局部活动度的改善、耻骨阴道肌及直肠肌组织质量的恢复，我们可以进一步进行局部加强处理。正如之前描述的那样，针对盆底肌肉的评估提示存在右侧肌力减弱。局部抗耻骨阴道肌及直肠肌阻力运动可以重新增强肌肉组织力量。考虑到物理治疗师的治疗能力有限，像肩袖或股四头肌撕裂的治疗一样，已经撕裂的肌肉组织是不可能再次愈合的。然而剩余肌肉组织的功能性力量增强是可以实现的，并且会在肌肉瘢痕消除后达到最佳的恢复效果。

随着盆底肌肉力量的增强，这位患者继续进行了一系列的力量强化训练，包括结合内部触诊（确保肌肉组织的使用）的传统坐姿锻炼，而后进展为站姿或闭合动力链训练（包括自由深蹲，以及包含勇士式在内的各种瑜伽姿势）以达到骶髂关节的完全功能性稳定状态。最终，这位患者 S2 和 S3 神经根的压迫状态得到了解除，她的"足底筋膜"疼痛症状也完全消失。

6.6 中枢敏化/组织胚胎学起源的疼痛

6.6.1 患者表现

一位 50 岁的男性患者就诊时主诉阴茎头端严重

疼痛，他描述就像有"1000 把尖刀"在不断地刺穿他一样，导致其完全不能保持坐姿。患者进一步表示，他现在已经无法继续工作，以至于他在当地一家律师事务所里作为一名成功律师的事业也将结束，而他原本计划在今年将成为这家事务所的合伙人。而现在，他的房子正在被法院抵押出售，已经结婚十年的妻子正在申请和他离婚。这一切他归咎于因阴茎疼痛而无法与妻子同房，以及事业终结引发的经济拮据。经过进一步询问，患者表示疼痛的部位还包括右侧睾丸，他感觉就像有一把老虎钳在钳夹睾丸，而这种症状在逐渐加重，每一天都比前一天更为严重。

6.6.2 评估

临床观察：患者坐姿扭曲，呈脊柱后凸姿势。压力主要通过他的右外侧髋部/骨盆传导，可见肩部/胸部向左旋转。患者采取站姿时，可见右侧肩胛部前伸约 7 指距离，左侧肩胛部前伸约 5 指距离。他的低位颈椎在屈曲和伸直时可诱发疼痛，而高位颈椎处于过度伸展的状态。患者胸段脊柱后凸十分严重，导致 T9~L1 脊椎棘突处可见皮下明显突起。呼吸十分费力，而且呈肺尖呼吸。由于既往存在的消化"问题"，患者近期有腹腔镜胆囊切除手术史。

临床评估提示胸段及腰段脊柱主动运动不良，腰段脊柱无法伸展超过中位，而胸段及腰段脊柱向左侧弯曲时受限，只能侧屈很小的度数。胸段脊柱最大右旋角度约 5°，而左旋可达 15°。针对肋骨的检查提示右侧第 10 肋前伸和活动受限。分段检查腰段脊神经运动和感觉功能无异常。分段检查胸段脊神经功能时发现 T9~T12 节段运动功能丧失，L1~L2 局部运动功能缺失。

盆腔观察：患者的睾丸和阴茎结构明显异常，外观比起正常的男性更像是女性增大的外阴。会阴和肛门部位持续性上提，可见局部肌肉抽搐。患者坚持进行内部触诊评估"以让他摆脱这个灾难性的疾病"，然而在骨盆测量触诊到坐骨结节后，由于剧烈的疼痛他开始大声喊叫。盆腔触诊和评估立即结束。

6.6.3 治疗策略

为了对这位患者的病痛进行最优处理，你会从哪里开始你的治疗？完成下方列表，并为下面每一条制订出相应的治疗策略：

　　a. 疼痛心理学；
　　b. 神经学；
　　c. 关节活动受限；
　　d. 瘢痕；
　　e. 肌肉失衡和广泛性肌力减弱；
　　f. 肌肉痉挛和筋膜紧张。

疼痛心理学：这位先生把他近期遭遇的种种"失败"——失去工作、失去住房、婚姻破裂——直接归因于他的疼痛症状。

右侧 T9~T12 脊柱的节段性运动训练调整从一级和二级强度开始进行；T10~T11 节段是胆囊组织、附睾和阴茎组织的常见胚胎学来源。在对患者进行体态训练后，我们通过在胸骨外后侧进行活动度调整，以解决第 10 肋的问题；第 10 肋的损伤会对胆囊功能产生不利影响。对 T9~T12 节段的问题采用冰敷处理，同时向患者介绍了膈式呼吸方式和其他家庭锻炼活动。

为使患者的运动功能成功地进行重新整合，我们最初开始进行髋关节的外展、内收、伸展等在内的缓慢性治疗活动。在进行这些锻炼的同时，还要配合膈式呼吸。同时也需要对患者进行体态训练，通过镜子帮助患者加强对中位脊柱的认知。当他慢慢地获得潜在的肌肉力量和协调性后，治疗性锻炼可以进展为背阔肌下拉、传统的仰卧起坐、在跑步机或固定自行车上进行轻度有氧运动等锻炼方式。

6.7 外周敏化/膀胱功能障碍

6.7.1 患者表现

患者就诊时主诉膀胱紧迫感，她每次用钥匙打开家门时，都会产生极为强烈的如厕需求，以释放"充盈的"膀胱。在过去的一个月里，这种现象出现得越来越频繁和强烈，不管是在家中还是在工作单位。她发现自己几乎每小时都要上厕所，有时甚至更为频繁。患者的睡眠过程经常因此被打断，为此她感到极为疲乏。频繁的如厕导致她的工作效率明显下降，并担心会因此影响到自己的事业。

6.7.2 评估

患者在 4 年前和 8 年前分别有过 1 次阴道自然分娩。她否认在这两次生产后的 1 个月内，有膀胱功能障碍的症状。她表示自己每天都会进行"凯尔格运动"，并且她的膀胱越敏感，她做"凯尔格运动"的次数就越多。

她否认日常生活及性生活时有疼痛症状。然而，她承认自己似乎已经失去了达到性高潮的能力，但她将之归因于要照顾两个活泼的孩子、全职工作以及低质量的睡眠所导致的身体疲惫状态。

腰段脊柱评估结果无异常，右侧俯卧屈曲试验阳性，耻骨联合部位有压痛，摩擦音阳性。骶髂关节分离/耻骨联合挤压试验阳性，骶髂关节挤压/耻骨联合分离试验阴性。

骨盆检查提示患者咳嗽时，阴道有轻微的膨出，无漏尿，当收缩盆底肌时，膨出的部分会回缩，阴道口的裂隙会闭合。视诊可见会阴 7 点处有侧切瘢痕，外部触诊结果阴性。对盆底各层肌肉进行徒手肌力检查，提示右侧肌力 2/5 级，左侧肌力 3/5 级。阴道视诊可见耻骨阴道肌存在瘢痕，以及（耻骨部位）9 点到 12 点范围的肌肉大量减少。尿道触诊提示尿道走行偏向左侧，并形成一定的角度，左侧可触及摩擦感，沿尿道右侧可触及串珠样摩擦感。右侧球海绵体肌反射减弱，左侧正常。骶神经及阴部神经 Tinel 试验无异常。

6.7.3 治疗策略

为了对这位患者的病痛进行最优处理，你会从哪里开始你的治疗？完成下方列表，并为下面每一条制订出相应的治疗策略：

　　a.疼痛心理学；
　　b.神经学；
　　c.关节活动受限；
　　d.瘢痕；
　　e.肌肉失衡和广泛性肌力减弱；
　　f.肌肉痉挛和筋膜紧张。
　　疼痛心理学：患者无明显的认知功能障碍。
　　神经学：患者存在右侧球海绵体肌反射减弱以及右侧盆底肌的机械性撕裂。在缺乏骶髂关节试验阳性

结果的情况下，球海绵体肌反射明显减弱更有可能是反映了肌肉组织存在撕裂，而非神经根受损。右侧俯卧屈曲试验阳性提示（L1）/L2/L3 神经根受损，而它们都是耻骨前联合的感觉支配神经。从组织胚胎学角度考虑，膀胱和 T11、T12 以及 L1 存在共同起源，而尿道则与 S2、S3、S4、S5 存在共同起源。

关节活动受限：针对 L1 和 L2 立即进行关注和治疗，可以显著减轻膀胱敏感性和尿道敏感性。为什么会这样？由于外周神经的致敏化作用，耻骨联合的刺激首先引起膀胱的持续刺激症状，而后进一步产生受体使范围扩大化，包括尿道在内的部位都相继出现症状。因此，治疗尿道症状是通过治疗与尿道无关的脊柱节段来实现的。

对双侧尿道、尿道括约肌以及耻骨阴道肌进行横向摩擦按摩。

我们通过徒手对右侧盆底肌肉施加阻力的方法，解决患者肌肉失衡的问题，耻骨阴道肌剩余部分肌肉体积正在逐渐恢复，而之前该肌由于萎缩程度较重无法被触及。我们教导患者如何通过在内部触诊的手指指引下，来锻炼并促进右侧盆底功能和抵抗力的恢复，从而使盆底肌肉力量得到增强。

6.8 耻骨阴道肌撕裂导致尾骨肌使用增加，引起粪便潴留

6.8.1 患者表现

一位 50 岁的女性患者就诊时主诉粪便潴留，她感觉阴道内有逐渐加重的膨胀感，同时感觉直肠压力逐渐增加。在性生活过程中，初始阶段会有不适感，随后可以逐渐耐受。她时常需要通过阴道手助排便，当直肠蠕动更加困难时，她必须用戴着手套的手或手指进行手动排空直肠。她的背包里"随时"都会放着医用手套。

6.8.2 评估

患者有 3 次阴道自然分娩史，伴左侧会阴Ⅲ度撕裂。除生病引起咳嗽发作外，无尿失禁。

骨盆倾斜角为 65°，双侧骶髂关节可闻及摩擦音，

腰段脊柱评估无其他异常。

骨盆检查可见阴道后壁膨出，主动收缩盆底肌肉时膨出加重并可见细微地上提。静息状态下双侧阴唇轻微分离，随着盆底肌肉收缩，分离程度增大。触诊无明显疼痛。小阴唇的分离现象提示存在远端肠管膨出导致阴道腔扩张，膨出的肠管占据了一半以上的阴道空间。触诊提示膨出组织可以轻易地被移开，但松手后立即回复原位。

盆底肌肉评估提示阴道后壁肌张力明显减弱，阴道侧壁肌张力最弱。盆底肌逐层评估提示双侧外层肌肉组织整体收缩不良，中层肌力双侧对称呈 3+/5 级，内层盆底肌肌力检查提示右侧 3–/5 级，左侧 1/5 级。从左侧盆底到耻骨联合侧方存在约一横指宽的肌肉缺失，伴有局部紧张、敏感及摩擦音。触诊骶髂关节前韧带提示双侧摩擦音，骶神经及阴部神经 Tinel 试验无异常。

6.8.3 治疗策略

为了对这位患者的病痛进行最优处理，你会从哪里开始你的治疗？完成下方列表，并为下面每一条制订出相应的治疗策略：

a.疼痛心理学；

b.神经学；

c.关节活动受限；

d.瘢痕；

e.肌肉失衡和广泛性肌力减弱；

f.肌肉痉挛和筋膜紧张。

疼痛心理学：患者在明显地应对并尝试处理自己的病情。

神经学检查结果大致正常。肌力减弱症状可能是由于左侧耻骨阴道肌组织撕裂，远端肠管膨入阴道，阻碍了肌肉活动，这是目前较为流行的观点。如果患者的肌力没有改善，则需要进一步的神经学评估，并根据情况进行处理。

关节活动受限：在有或无骨盆底肌肉收缩的情况下，对 S3 持续施加从后向前（CPA）的力以辅助骶骨反旋。

瘢痕：横向摩擦按摩可治疗耻骨阴道肌的瘢痕。坚持按摩 3 周，耻骨阴道肌的剩余肌纤维就发生了变化——肌纤维逐渐肥大。触诊仍有摩擦感，提示局部存在点状瘢痕，可继续进行横向摩擦按摩。

耻骨阴道肌肌力减弱和不对称性的问题可以通过手指触诊和施加阻力来处理。首先需要对其进行牵拉，慢慢坚持，我们惊喜地发现，肌肉的体积和近 95% 的对称性肌力得到了恢复。

6.9 总结

本书的目的是探讨盆腔疼痛各个概念的诊断与鉴别诊断，并将其应用于盆腔疼痛患者。为此，本书对盆腔疼痛的发生、发展的多重机制进行了全面的分析，以便医生能够理解盆腔疼痛，并且确定采用何种治疗技术能最好地解决患者的病因。结合适当的练习，医生可期望患者的症状得到及时的改善，并随着教育的进行和锻炼的进展，保持疗效的长久性。

对疼痛症状的处理并非类似于"食谱"的单一、机械的答案。医生必须学会准确地判断患者疼痛的起因和持续部位，才能最有效地管理并治疗疼痛。

有志者事竟成！

（李晓伟 译校）

索 引